让孩子
不上火 不发炎
发育好

罗大伦
圆力 半夏 香薷
——————著

科学技术文献出版社
SCIENTIFIC AND TECHNICAL DOCUMENTATION PRESS
·北京·

图书在版编目（CIP）数据

让孩子不上火、不发炎、发育好 / 罗大伦等著 . — 北京：科学技术文献出版社，
2022.7（2023.6 重印）
ISBN 978-7-5189-9203-4

Ⅰ . ①让… Ⅱ . ①罗… Ⅲ . ①小儿疾病 - 常见病 - 防治 Ⅳ . ① R72

中国版本图书馆 CIP 数据核字（2022）第 085588 号

让孩子不上火、不发炎、发育好

| 策划编辑：王黛君 | 责任编辑：王黛君 宋嘉婧 | 责任校对：张 微 | 责任出版：张志平 |

出 版 者　科学技术文献出版社
地　　址　北京市复兴路 15 号　邮编 100038
编 务 部　（010）58882938，58882087（传真）
发 行 部　（010）58882868，58882870（传真）
邮 购 部　（010）58882873
官方网址　www.stdp.com.cn
发 行 者　科学技术文献出版社发行　全国各地新华书店经销
印 刷 者　艺堂印刷（天津）有限公司
版　　次　2022 年 7 月第 1 版　2023 年 6 月第 2 次印刷
开　　本　710×1000　1/16
字　　数　163 千
印　　张　15.5
书　　号　978-7-5189-9203-4
定　　价　69.90 元

版权所有　违法必究

购买本社图书，凡字迹不清、缺页、倒页、脱页者，本社发行部负责调换

前言

不要小看孩子的上火、发炎

现在普遍一个家庭只有一个孩子，他们都是家里的宝贝，所以家长会特别在意。

当孩子的身体出现一些特殊的小状况时，比如说"上火"了，或者出现了炎症，家长会特别苦恼。那么，一旦出现了这些情况，家长应该怎么办？应该怎么理解它呢？

我觉得，我们中医有责任给家长讲清楚，比如说上火，中医认为火包括虚火和实火，这两者是绝对不同的。怎么治疗？实火要清，虚火要补，要滋阴，把虚火敛下来。不能一见到有火就清热解毒，如果是虚火给孩子买凉药用，反而会伤了他的阳气——实火是有余，虚火是不足，这个大家一定要搞清楚。

发炎，严格来说是现代医学里的概念，但中医也有对应的概念。而且炎症的"炎"字就是一种热的表现，用的是我们传统文化的概念。发炎，多数情况下是身体局部出现了热证，一旦局部气血痈结、热毒聚集在一起而产生热证时，说明问题已经比较严重了。

这时，大家首先要看到发炎的本质是什么，其次要看到炎症背后的原因是什么。孩子之所以产生炎症，肯定是身体整体失调了，但不能看见炎症就用清热解毒的药去灭火、消炎，这是不行的，要看身体的气血是不是有瘀堵，以及如何把它疏通开，要找到它背后的原因。有些炎症是湿气导致的，就要祛湿；有些炎症是气血瘀滞导致的，就要把瘀血化开，所以并不是所有的炎症用清热解毒或消炎的药就能解决。

这个概念要跟大家讲清楚，否则大家一见到孩子哪里发炎了，就会给他用抗生素或清热解毒的药。实际上，有的孩子可能湿气重，越用清热解毒的药就越伤脾胃，湿气反而更重。

因此，我们要根据中医理论把疾病的背景讲清楚，这样大家对孩子的上火、炎症都有清醒的认识，就能更好地保护孩子。

在生活中，孩子会出现各种各样的小问题，我把这些问题区分开，给大家讲清楚，这样家长就不至于看到孩子上火、有炎症就觉得特别恐怖，无所适从，没法下手。看完本书，至少各位家长朋友可做到心里有数，这样才能更好地帮助孩子，不至于给孩子乱吃药。

罗大伦

2021 年 11 月 18 日于三亚

目录

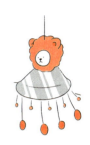

CHAPTER 1 为什么您的孩子经常上火、发炎?

❶ 0～10岁孩子的生理特点——"脏腑娇嫩,形气未充,生长迅速" 002
- 孩子的脏腑娇嫩,不能完全消化、吸收食物
- 孩子的形气未充(身体、功能没发育完全),吃东西不能过量
- 孩子生长迅速,一旦有问题会自己调整

❷ 孩子的大部分疾病与"脾虚"有关 010
- 脾胃虚弱的孩子,一有风吹草动就会生病
- 脾胃功能好的孩子,很少感冒发热

让孩子不上火、不发炎、发育好

❸ 为什么脾胃不好的孩子常发炎? 012
- 脾胃不足引起抵抗力下降,孩子就会发炎
- 脾胃有余引起的发炎,可能会导致心肌炎、肾炎
- 一旦孩子身体发炎了,也会引起外感发热

❹ 整体发热是上火,局部发热是发炎 021

2 让孩子
不上火、不发炎
CHAPTER

❶ 孩子上火别急,先分清是什么火 024
- 孩子上火主要分两种,一种是虚火,一种是实火
- 孩子有虚火应该怎么调?
- 孩子有实火应该怎么调?

2

CONTENTS 目录

❷ 孩子眼屎多得都"糊"上了，怎么处理？　028
- 孩子有眼屎意味着什么？
- 为什么孩子的眼屎会变多？

❸ 孩子得的是麦粒肿还是霰粒肿您能分清吗？　037
- 如何分辨孩子得的是麦粒肿，还是霰粒肿？
- 孩子得了麦粒肿应该怎么办呢？
- 孩子得了霰粒肿应该怎么治？

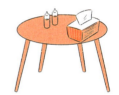

❹ 孩子得了鼻窦炎怎么办？　045
- 鼻窦炎分三种，您的孩子是哪一种？
- 您能分清孩子得的是感冒，还是鼻窦炎吗？
- 怎么帮孩子调理这个烦人的鼻窦炎？

❺ 孩子经常犯鼻炎怎么办？　053
- 孩子患过敏性鼻炎与积食和不良情绪有很大关系
- 孩子患过敏性鼻炎，可吃南瓜饼、服用桔梗元参汤

❻ 孩子流鼻血？战术上藐视，但战略上要重视　059
- 儿童鼻出血的常见病因
- 孩子鼻出血的类型
- 孩子鼻出血的救急方法

❼ 怎么才能让孩子的口腔溃疡快点好? 066

- 孩子为什么会口腔溃疡?
- 口腔溃疡的治疗方法

❽ 家长别大意,手足口病可不是好惹的 071

- 患了手足口病的孩子,身体会有哪些表现?
- 孩子得了手足口病,怎么帮他治疗?
- 关于手足口病的小问答

❾ 孩子干燥起皮舔嘴唇,小心是唇炎 076

- 为什么一到春天,很多孩子的嘴唇就会干裂?
- 孩子得唇炎的原因有哪些?
- 脾血不足引起的唇炎,可用四物消风饮加减来调理
- 由其他原因引起的唇炎,要如何调理才好?
- 得了唇炎后,平时要如何帮孩子调护?

❿ 为什么说中耳炎是儿童"早期职业病"? 083

- 中耳炎说白了就是孩子中耳的位置发炎了
- 如何判断孩子是否患了中耳炎?
- 孩子患了中耳炎,要如何帮他治疗?
- 在平时怎样让孩子有效预防中耳炎?

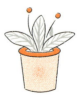

CONTENTS 目录

3 让孩子的呼吸系统不上火、不发炎

CHAPTER

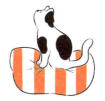

❶ 孩子咳嗽反复发作、经久不愈，可能患了过敏性咳嗽 090

- 家长怎样判断孩子是否患了过敏性咳嗽？
- 帮孩子按揉这几个穴位，就可以调理过敏性咳嗽

❷ 孩子反复呼吸道感染怎么办？ 094

- 孩子反复呼吸道感染，多是正气不足
- 生活中哪些情况会导致正气不足呢？
- 怎么判断孩子是否患了反复呼吸道感染？
- 家长如何帮孩子预防和调理呼吸道感染？

❸ 孩子的咽峡部长满疱疹，可能是患了疱疹性咽峡炎 099

- 如何判断孩子是否患了疱疹性咽峡炎？
- 大部分患疱疹性咽峡炎的孩子存在脾胃虚弱
- 几种在家就可调理疱疹性咽峡炎的方法
- 关于疱疹性咽峡炎的小问答

5

让孩子不上火、不发炎、发育好

④ 孩子扁桃体发炎怎么办？ 106

- 如何判断孩子是否扁桃体发炎？
- 孩子扁桃体发炎的原因是什么？
- 孩子得了急性扁桃体炎（急乳蛾）要怎么调理？
- 孩子得了慢性扁桃体炎（慢乳蛾）要怎么调理？

⑤ 孩子得了流行性腮腺炎怎么办？ 117

- 腮腺炎分为化脓性腮腺炎和流行性腮腺炎
- 什么是流行性腮腺炎？
- 孩子得了流行性腮腺炎，家长要学会帮他对症调理
- 在平时如何预防流行性腮腺炎？
- 得了流行性腮腺炎会不孕不育吗？

⑥ 咳喘与哮喘，您能分清楚吗？ 122

- 小儿咳喘的原因分两种
- 怎样治疗小儿咳喘？
- 如何区分孩子是得了咳喘，还是哮喘？

⑦ 警惕小儿肺炎，年龄越小，发病率越高 132

- 如何判断孩子是否患了肺炎？
- 孩子为什么会得肺炎？
- 孩子得了肺炎，家长要如何应对？
- 肺炎的预防措施有哪些？

CONTENTS 目录

4 让孩子吃得香、睡得好、长得更高

CHAPTER

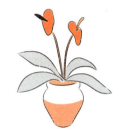

❶ **如何让孩子的脾胃好？** 144
- 绝大多数孩子的脾胃出问题，是因为积食了
- 孩子的积食，分为有形积食和无形积食
- 孩子积食后，要帮他一边消积，一边补脾

❷ **为什么孩子能吃却不长个？** 149
- 孩子爱吃饭，却长不高，可能是胃强脾弱
- 为什么孩子胃强脾弱还特别爱吃呢？
- 孩子胃强脾弱，要怎么帮他？

❸ **胖娃多痰湿，要常喝荷叶粳米粥** 157
- 什么样的孩子算肥胖？
- 脾虚的孩子痰湿重，多肥胖
- 痰湿肥胖的孩子要常吃荷叶粥，多做经络推拿
- 这几种食物，尽量不要给家里的小胖娃吃

让孩子不上火、不发炎、发育好

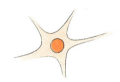

❹ 孩子口臭不自知，
要吃大山楂丸，喝陈皮水　169

- 孩子这么小怎会有口臭呢？
- 导致小孩子口臭的原因有哪些？

❺ 孩子好几天才排便，可以吃健脾润肠粥　174

- 便秘对孩子的身体有哪些危害？
- 怎么知道孩子便秘了？
- 孩子突然便秘，可以喝健脾润肠粥促进排便
- 孩子身体虚弱引起便秘的治疗方法

❻ 孩子晚上睡不着，用焦三仙炒鸡内金熬水喝　185

- 孩子晚上不睡觉的原因
- 孩子不睡觉，也有可能是不寐
- 孩子学习压力大，睡不着怎么办？

❼ 孩子睡觉打呼噜远比您想象的复杂　190

- 小儿鼾症的危害您知道吗？
- 怎么知道孩子是否得了小儿鼾症呢？
- 孩子得了鼾症怎么调理？

CONTENTS 目录

5 CHAPTER 孩子有皮肤病又痒又痛又难看，妈妈怎么办？

❶ **孩子长了"四弯风"（湿疹）如何治？** 198
- 四弯风（湿疹）是什么引起的呢？
- 为何湿疹偏偏出现在关节处呢？
- 孩子得了湿疹，怎么治才会又快又好？
- 2岁的孩子也会受到家长焦虑情绪的影响

❷ **小妙招，轻松解决孩子痱子困扰** 206
- 痱子是孩子遇到暑热和湿毒，进而诱发的皮肤问题
- 痱子的种类分四种
- 如何分辨痱子和湿疹？
- 怎么治疗痱子？
- 怎么帮孩子迅速止痒？

❸ **孩子起了汗疱疹怎么办？** 214
- 汗疱疹的表现有哪些？
- 怎么区分孩子得的是不是汗疱疹？
- 得汗疱疹的原因是什么？
- 帮孩子调理汗疱疹的几种方法

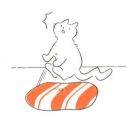

❹ **小手一直挠，孩子皮肤干燥瘙痒怎么办？** 220
- 孩子皮肤干燥，分为三种情况

9

1
CHAPTER

为什么您的孩子经常上火、发炎？

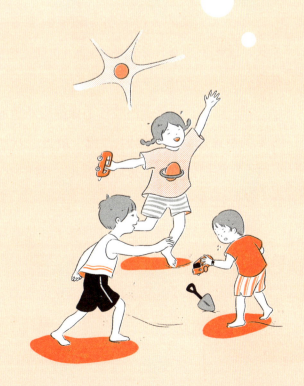

1. 0～10岁孩子的生理特点——"脏腑娇嫩，形气未充，生长迅速"

✓ 孩子的脏腑娇嫩，不能完全消化、吸收食物

中医认为，孩子从出生到10岁之前，有一个很明显的生理特点："脏腑娇嫩，形气未充，生长迅速。"

有一天，我的一位老朋友和他的妻子带着4岁大的儿子找到了我，说孩子一有什么风吹草动，立刻就会感冒，要我帮他的孩子看看。

我一观察，这孩子的脸色不像健康幼童那样红润得好似小苹果，而是呈萎黄色。我问他们："孩子最近一次感冒前吃了、喝了什么东西？"他们仔细想了想后告诉我："孩子前不久过生日，办了个聚会，之后就感冒了。"

我听完大致就明白是怎么回事了，接着问："当时孩子吃生日蛋糕了吗？"

他们说："吃了，剩下的半块都是他吃的。"

CHAPTER 1　为什么您的孩子经常上火、发炎?

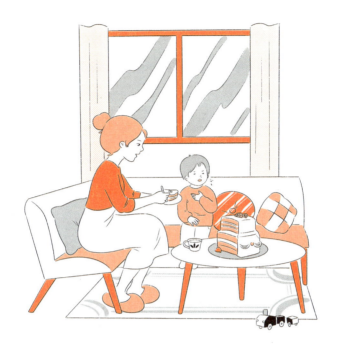

于是,我告诉孩子的父母:"生日蛋糕就是孩子感冒的根源,因为孩子的脏腑娇嫩,还不能完全吸收这些'美味',所以他就生病了。"实际上,孩子是因为其脏腑娇嫩,不能完全消化、吸收食物,从而特别容易受外界的影响。

为什么有的小朋友吃了一次奶油蛋糕就感冒了呢?

中医认为,脾胃是属土的,土生金,简单地说,脾胃就是肺的"母亲",所以小孩子很多与肺有关的问题是吃东西引起的。小孩子的脏腑娇嫩,脾胃吸收、消化食物的功能没有完全形成。按照古代大医的思路打个比方,脾是"母亲",肺是"孩子",如果"母亲"

出了问题，"孩子"也一定会有不足，所以脾胃受伤，肺也会随之受到伤害，反之亦然。

这个孩子生病的情况不是个别现象，我碰到过很多孩子总是患哮喘、过敏、感冒、鼻炎、肺炎等，很重要的一个原因就是脾胃虚弱，又乱吃东西，引起积食导致的。

小孩过生日，家长想着得给孩子订一个大蛋糕。看着孩子吃得欢喜，家长心里高兴："我的孩子胃口真好。"

殊不知，现在的奶油蛋糕大多含有反式脂肪，而反式脂肪本来就不是人体能够正常吸收的，再加上孩子的消化道黏膜在形成当中，脾胃的功能还很弱，所以反式脂肪吃到嘴里香，进入脾胃后就很容易使脾胃受伤，而脾胃受伤后必然会影响肺，结果就会引发从消化系统到呼吸系统的一系列健康问题。

在脾胃和肺的关系上，中医和西医达成了一致。

中医认为，肺系统出了问题，可以用调理脾胃的方法来治疗，就是我们常说的"培土生金"，这也是中医调理肺系疾病的重要思路之一。

西医分析发现，很多孩子过敏、哮喘，是因为他们消化系统的黏膜没有完全形成，吃进去的很多食物的蛋白颗粒直接从黏膜穿透进入体内，身体的免疫系统以为是"敌人"来了，就开始攻击它，造成免疫反应，最终导致了过敏、哮喘等问题。

所以，很多孩子的肺部病变，其实在某种程度上和脾胃受损有莫大的关系。

此时，如果给孩子用药正确，帮助孩子消除积食，强壮脾胃，同时配合一点清外邪的方法，见效会非常快，病可能马上就会好；但如果用药不对症或用药量过大，比如上来就是一味地清热解毒，或者过度使用抗生素，孩子的身体就会受到损伤，而且有可能是长期的，这会导致他长大以后阳气弱。所以对孩子用药要特别慎重，古人说："宁治十男子，不治一妇人；宁治十妇人，不治一小儿。"这就是在讲"儿科难治"的道理。

✓ 孩子的形气未充（身体、功能没发育完全），吃东西不能过量

《庄子·天地》里有一句话："物成生理谓之形。"这是说我们生命的物质基础是"形"，也就是身体的本质。《列子·说符》里也说："良马可形容筋骨相也。"——在古代，"形"和"容"是两回事，"形"是指肉体、形体，"容"是指外貌，所以这句话的意思是：良马，我们可以凭借它的形体、容貌、筋、骨去识别。

孩子的"形"是什么？

孩子的手那么小，胳膊跟莲藕似的，身体没有强壮的肌肉，娇娇嫩嫩的，没有充实起来，这是孩子"形"的特点。

孩子的"气"又是什么？

中医认为，形是我们身体的物质基础，气是使身体里的物质动起来的那股力量。气可以推动身体各个器官的功能正常运转，所以

直观地理解，气就是功能。

形是有形的，气是无形的。小孩子"形气未充"的意思是：孩子有形的"形"和无形的"气"都没有发育完全，很娇弱。所以，在孩子成长过程中，因为其"脏腑娇弱，形气未充"的特点，家长们要特别注意，什么都不能过量，比如，给孩子吃东西不能过多，给孩子用药不要太猛烈等，以免影响了孩子的生长发育。

✓ 孩子生长迅速，一旦有问题会自己调整

讲到孩子"脏腑娇嫩，形气未充"的特点，家长们可能要忧心忡忡了，觉得自己每天都得提心吊胆地照顾孩子。其实不用担心，孩子的另外一个特点"生长迅速"给予了我们希望。

孩子每天都在长、都在变，几乎是一天一个样。像我妹妹的孩子，我每次回老家都会发现外甥女又有变化，小时候她咿呀学语的情形还在眼前，转眼就变得出口成章了；以前随手一捞就能抱起来，现在想抱起来却有点费劲了，然后一转眼，快和我一边高了。住我们家隔壁的孩子也一样，前几天他感冒很严重，家里人担心得不得了，一转眼又看见他满院子跑了。这就是孩子成长的特点：长得快，病后恢复得也快。

有一位妈妈来电话咨询，说她的孩子咳嗽断断续续有两三年了，吃了好多药老是断不了根，问我怎么办。说实在的，在见到孩子之前，我都不相信孩子的咳嗽会持续好几年，哪有咳嗽这么严重的？

CHAPTER 1　为什么您的孩子经常上火、发炎?

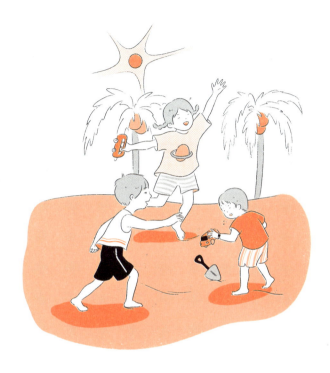

见到孩子后,我有点相信了——大热天里,孩子一边玩耍,一边咳个不停。

我先问了这位妈妈以前治疗孩子的过程:止咳镇咳、清热解毒的药物给孩子用了不少,但效果都不明显。

我问:"孩子的咳嗽是不是从一次感冒开始的?"

孩子的妈妈一脸担忧地回答:"是啊,有一次天气突然转凉,他感冒了,后来就隔三岔五地咳,晚上咳得更厉害,听得我的心都揪起来了。我去医院给他开了不少止咳的药,但就是断不了咳,好像还越来越严重了,唉!"

诊断以后,我分析了一下,当时寒气侵入了孩子的身体,但用了清热解毒的凉药,寒气就憋在身体里出不去,等于寒上加寒。而人的身体一般在遇到外感侵袭时,会本能地产生反应,想把外邪"咳"出去,但家长给孩子用了一些止咳的药物,不断地收敛,这样寒邪总是没有办法排出,这意味着药物阻止了孩子身体的排邪过程。

于是,我告诉孩子妈妈:"我们不能强硬地压制孩子咳嗽,而要用一些向外透发的药物,让他体内的寒散出来。别担心,孩子生长迅速,恢复能力也很强,只要用对了方法,很快就会好的。"

随后,我给孩子开了一个宣肺透邪散寒的食疗小方子,让家长回家熬水给孩子代茶饮。

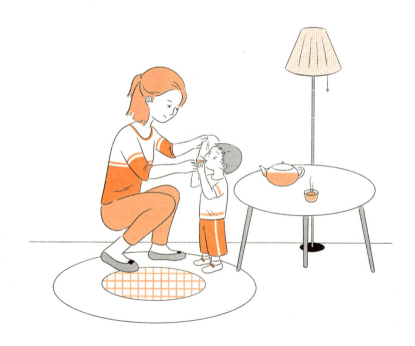

四天后，孩子的家长打来了电话，很无奈地说："罗博士，孩子没有好啊。"

我忙问："有改善吗？改善了多少？"

家长回答："也就改善了百分之七十吧，还没完全好。"

听完我心想：孩子咳嗽两三年了，这个小方子用了四天就好转了百分之七十，我的诊断应该没问题。于是，我告诉她接着给孩子服用此方，结果又服用了三天，一共七天，孩子就彻底好了。

所谓"生长迅速"，意味着小孩子的身体一旦有问题会自己调整。如果我们遏制他身体的本能，不让其往正确的方向走，那就等于是拿一块石头压住了小草，所以，调理小孩的身体，只需顺势轻轻一拨就可以了。这就像我们在生活中遇到了困难，有时顺其自然地解决要比逆势解决好得多、快得多。

2 孩子的大部分疾病与"脾虚"有关

✓ 脾胃虚弱的孩子，一有风吹草动就会生病

为什么说孩子的身体问题大部分是由脾胃问题引起的呢？

孩子最容易出现的就是外感类疾病，另外还有一些发育迟缓、瘦弱等问题，这些无一不与脾胃虚弱有关。

我到各地讲课时，当地的朋友往往会把他们的孩子领来，问我孩子的各种身体问题。有一次，我到广西讲课，课后主办单位的一位员工就把孩子领来，对我说："罗博士，为什么我的孩子身体总是那么虚弱，风一吹就感冒？眼看着他和别人家的孩子在一起玩，人家什么事都没有，我家的孩子却总是生病，这是为什么呢？"

当时我一看孩子的脸，就知道是怎么回事了。孩子的下眼袋比较大，有些呈红紫色，这是典型的脾阴虚的情况，再对照他的嘴唇鲜红，这是积食导致了脾胃虚弱，所以外界一有风吹草动，别的孩子没事，他就生病了。这种情况我见得太多了，这是现在孩子的一个通病。

脾胃受伤，孩子就容易得外感。

外感属于呼吸系统的问题，多是肺气不固、外邪入侵导致的。肺气强壮的孩子能够把外邪抵挡在体外。而中医认为，脾属土，肺属金，按照中国的五行理论，是土生金，也就是脾土生肺金，所以，肺气在很大程度上取决于脾胃之气的状态。

✓ 脾胃功能好的孩子，很少感冒发热

我为什么要写一本让孩子不上火、不发炎的书？原因是"上火""发炎"这样的概念，已经深入人心，大家对怎么处理这样的问题是非常重视的，所以要给大家解释一下。大家必须知道，它已经是一个比较特殊的阶段了，如果能正确认识和处理，那对保护孩子的健康是非常有益的。

我在前面提到，孩子脾胃功能的强壮可以令肺系统功能强壮。可是现在很多孩子，因为饮食不规律，经常吃不健康的食品，导致脾胃受伤，这样肺系统就会出现问题，这是孩子容易发生外感疾病的一个根本原因。

而儿童的生长发育更是离不开脾胃，因为所有的营养物质都需要脾胃吸收并运化到全身，如果脾胃失调，无法吸收运化营养物质，则孩子身体的发育会受到很大的干扰。

脾胃强，孩子的抗病能力才强。

3 为什么脾胃不好的孩子常发炎？

✓ 脾胃不足引起抵抗力下降，孩子就会发炎

当孩子脾胃好的时候，吃下去的食物中的营养物质很快就能转化为他的正气——防御部队，它能够有力地抵御外来的任何病邪——细菌、病毒等，拒敌于体表之外。

脾胃弱的孩子，他的防御部队不足，不仅会经常感冒，还比别人患外感、发炎的机会多很多。因为外感来了，外邪入侵，身体一旦抵抗，往往就会在某些部位造成炎症。我们说"炎症就是硝烟弥漫的战场"，因此我们一定要了解，这些有炎症的状态是身体反抗外邪的表现，是好事情，是身体的正常反应。

比如孩子的扁桃体意识到外邪来了，他身体的正气就会开始反抗——无论正气多弱也要反抗一下，这一反抗就会造成孩子的扁桃体发炎，这种发炎就是身体在抵抗外邪。我们很多人特别厌恶这种身体发炎的感觉，其实，我们要公平地来看待它。如果外邪来了，

CHAPTER 1　为什么您的孩子经常上火、发炎?

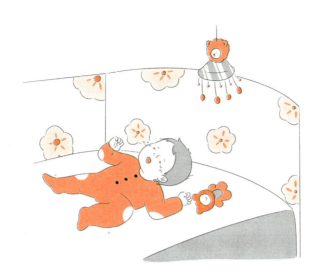

您的身体一点抵抗能力都没有，那可能真的会没有任何炎症，但那还真不是好事情。我们需要做的是调整身体状态，帮助身体迅速解决战斗，让战场的硝烟散去；而不是压制身体的抵抗，让敌人长驱直入，战场连一点硝烟都没有。

那么，在抵抗外邪的过程中，什么因素最重要呢？就是正气是否充足，脾胃是否正常，肺气是否坚固。

有的小孩一生下来鼻梁就有一道青筋，老话说，鼻梁有青筋的孩子难养。这是先天禀赋不足，这根青筋就代表孩子肺气不足、脾胃虚弱。这样的孩子身体弱，患外感的机会多，爱哭闹。

有科研人员专门到幼儿园做过调研，鼻梁有青筋的孩子跟没有青筋的孩子相比，一年内患外感的概率要高很多，这跟我们传统中医的经验是一致的。因为脾胃属土，肺属金，土生金，脾胃弱了以

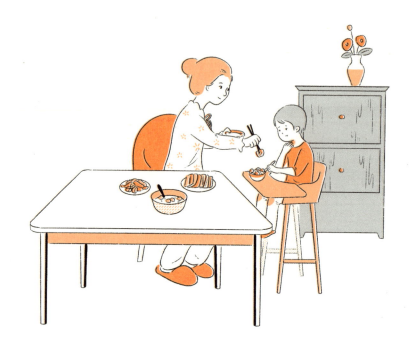

后肺气就不足,肺弱则抗体能力就弱。所以外邪来了就会导致外感,外感了就会有炎症出现。

通常,脾胃不足会引起抵抗力下降,然后外邪入侵,在刚刚开始的时候,可能身体反应不明显,这时也可能没有明显的炎症反应,随着外邪深入,身体开始激烈抵抗,家长才会发现孩子有炎症,比如出现了咽喉肿痛、上呼吸道感染,甚至出现肺炎。这个时候,就看孩子的脾胃恢复得怎么样,正气是否充足了,如果脾胃恢复得好,正气比较充足,则即使患上了外感,也会很轻微,然后身体很快会恢复;如果脾胃虚弱,正气不足,则外邪侵袭的时间可能就长,病也会重一些,恢复得也会比较缓慢。

✅ 脾胃有余引起的发炎，可能会导致心肌炎、肾炎

还有一种引起发炎的情况是孩子的脾胃有余。有人说："我的孩子怎么三天两头扁桃体又肿起来了？"

那是因为您的孩子吃得太多了，天天肥甘厚味，导致脾胃运行失常，功能低下，这就是积食。此时胃气不能往下降，食物积在这里就会郁而化热。而胃气不降，导致心肺之气不能跟着下降，这样心火就在上焦独炽，加上食物郁积之火，则上焦非常容易出现热象。所以，这样的孩子只要一有风吹草动，他的扁桃体立刻就会肿起来。此时的调理原则，首先就是消除积食，给他吃点焦三仙把积食化掉，胃气就往下走了，心火也跟着下行，上焦就会变得清凉。

所以，一般吃得好的孩子，尤其是酷爱吃肉的孩子，往往脾胃会有积滞，感受外邪后很容易化热，比如扁桃体就会立刻肿起来，这就是我们通常讲的"发炎"了。如果控制不佳，邪气继续发展，就很容易转成肺炎，就是在上呼吸道，在肺部出现了炎症。这样的孩子，舌苔中间会特别厚，舌头前面都是红的，嘴里会有味，一般爱吃肉。

这种脾胃有余引起的上焦发炎，严格地说不仅仅是发炎，有时会蔓延孩子的全身。比如孩子的扁桃体肿起来以后，一些带菌的病理产物会顺着他的血液走，影响心脏，导致心肌炎，所以很多孩子感冒也会引起心肌炎，此时检查，会发现心肌酶谱发生了改变；有的孩子是影响到肾脏，引起肾脏免疫反应，出现肾炎。

这两天我看了好几个患肾炎的孩子，都是这个原因。家长都不知道孩子是什么时候得的病，一检查是肾衰，以前都没注意过，确实非常遗憾。

我曾经问其中一位家长："这孩子以前怎么样？"

家长说："十年前，有一次孩子感冒，去儿童医院的国际部打点滴，给他用了好多抗生素，也没控制住肺炎，最后出院时指标还有点异常。"

从那以后孩子的身体就开始不好了，后来又感冒了，邪气没清干净，总是影响肾，现在已经肾衰了。家长很痛苦，说："我这么心爱的孩子，学习成绩特别好，家里条件也非常好，本来要送到国外读名校的，因为肾衰让他把所有的东西都放弃了。"

类似这样的情况，很多都是积食导致的，积食堵在了中焦，使得肺胃之气不能下行，导致上焦有火，实际上我们应该帮孩子把积食慢慢往下清，让肺胃之气下行，同时配合一点清热解毒的药物，身体就恢复了。但医生拿抗生素一杀，肺部的外邪没清干净，邪气往里走入肾成为了肾炎，慢慢就发展为肾衰了。

所以，我觉得家长都应该学点中医知识，如果您懂点中医知识，面对这种情况会很好解决——给孩子用点焦三仙帮他消积食，即使配合一点中成药，把邪气清出去了，孩子也不至于成现在这样。

同时，我们要有意识地去帮孩子调身体，别一发炎就给他用抗生素。出现这种情况时，您要想到这跟脾胃有关，孩子的脾胃堵了，往下清一清，把积食清掉了，胃气往下走，火就撤下来了，而不是去简单地灭火。

就好比在一条河流的中间放了一块石头，上面的水泛滥，而下面缺水，您说整条河流是有水还是没水？

实际上是有水的，只不过是中间堵上了，所以下边没水。您把这块石头拿走，把它清了以后，水流就平衡了。

按照中医理论，心属火。正常的人，心火随着肺胃之气下行，进入肾脏，以暖肾水，使得肾水不至于寒凉；肾水上承，以济心火，使得心经不至于过热。这样上不热，下不寒，叫作水火既济，是正常人的状态。

如果孩子出现了积食，脾胃堵了，导致心火不能下行，那么上焦就会有过剩的火，所以有点风吹草动，上焦就开始出现热症了。特别喜欢吃肉的孩子，往往一有外感，就先容易出现扁桃体发炎等上焦的热症，就是这个道理。因此，出现这种情况的时候，我们帮孩子把积食消除就好了，这样让气机通畅，心肺胃之气下行，再配合一点清热解毒之药，外邪就容易清掉了。如果非要灭这个火，最后也会把孩子的免疫系统顺带给"灭"了，以后孩子就会身体多病。

打个比方，就好比我们在家里，家人平时在客厅和卧室之间来回走，这时客厅进来了坏人，我们的家人要从客厅通过一个过道进入卧室，但是这个过道被几个椅子给堵住了，很不通畅，这样客厅里就变得挤满了人，家人和坏人挤在一起，此时要想抓住坏人是很难的；如果把过道的椅子给搬走，家里的妇孺进入卧室，客厅里空旷了，此时再抓坏人就很容易了。我这是打一个比方，大概的道理就是如此。当脾胃之气升降正常，上焦不再有瘀积之热，那么此时清除外邪就会变得很简单。

中医讲的是一种平衡，有瘀堵了就清除。一旦气血运行正常，全身有温暖的正气流行，就不会出现局部发热而其他部位发冷。

✓ 一旦孩子身体发炎了，也会引起外感发热

我们下面来细聊聊发炎，也就是通常说的炎症。其实这是个西医术语，而且已经深入人心，我们中医也是可以借鉴的。

所谓发炎，就是指我们的身体受到外伤、出血或病原感染等刺激，激发的生理反应，其中包括红肿、发热、疼痛等症状。这是致炎因子对身体造成了损害，然后激发了我们身体的防御，引起的局部组织反应，主要表现为组织的变质、渗出和组织细胞增生，临床上十分常见。炎症在面部常表现为红、肿、热、痛及功能障碍，如果去医院检查，会发现同时伴有全身性表现，如发热、白细胞增多或减少、全身单核吞噬细胞系统增生、局部淋巴结肿大和脾肿大等。我们要正确对待炎症，要知道炎症虽是机体的防御反应，但对机体是有利的。年老、衰弱、营养不良的人，在致炎因子的刺激下，炎症反应反而会减弱，但这意味着病情的严重。

在中医看来，一般的炎症多是热症，具有红肿热痛的表现，当出现炎症时，多是机体正气严重不足。

在孩子的外感中，发炎也是经常存在的。比如，孩子刚刚患了

外感，可能会有打喷嚏、流清鼻涕等表现，但是此时身体可能并没有炎症。随着病情的发展，外邪继续深入，身体开始奋起抵抗，会在某些防御位置出现热症，比如聚集在他的扁桃体，这里开始肿大，他一咽吐沫就疼，痰是黄的，这就是有炎症了；如果严重了也会使得身体发烧，体温升高。实际上，局部的炎症，和身体发热，都是身体在动员力量奋起抗邪的表现。

如果孩子刚刚患外感，病邪轻浅，没有咽痛，就不能说是发炎了，因为他没有病灶。可能孩子会有点怕冷，体温有点高，但全身找不到病灶，这就只是轻浅阶段，病邪不深，给他稍微调整一下就会好的。

严重的情况下，比如孩子的肺里发炎了（肺炎），肺部就会有改变——有黄痰排出、渗出液增加、体温上升，这时检查他的肺部一定和平时不一样。所以，炎症一定是落实在某个位置上的。

若是简单的外感（身体发热），把体内的热抵抗出去就好了，这个过程身体是能自己调节的，比较难调节的是某个地方发炎了。比如，很多人得了肺炎，病理产物在肺部代谢不出来，大量的黏液排不出来，最后患者的肺里堵满了，呼吸就困难了。这时，为患者排出黏液特别关键，要化痰，往外排。因此，一旦身体的局部有炎症了，处理起来就很麻烦。

比如，扁桃体发炎、化脓了，肿起来很高，有脓点，一咽吐沫疼得不得了。这时就不可能通过身体自行调整而实现一天就好，而是要用解毒、散结的药一点点消，比如用普济消毒饮。

炎症消下去以后，身体其他地方可能受不了，比如胃，因为有时候清热解毒的药特别凉，所以把毒解掉以后，我都会让患者再吃点附子理中丸暖一下。

一旦孩子有外感病，比较轻的情况——打喷嚏、怕冷，这种好调，可能给他喝点姜汤就解决了。但到了发炎的阶段，治疗起来就要比普通的外感费力些。扁桃体一旦肿起来，没有几天的时间是消不掉的，不可能一下就消了。很多人往往夸张地说打一针、放一次血，炎症就消了，我觉得那都是病情轻的，病情重点的、肿得厉害的人，不可能一下就消了。所以，要用药把毒散掉，孩子的身体就恢复了。

4 整体发热是上火，局部发热是发炎

"上火"不是中医术语，而是民间广泛传播的一种说法。实际上，中医所讲的上火是身体出现的一种热证，这种热证可能是虚热，也可能是实热。

我们说"火性炎上"，这种热证有时往上走，体现在上边，比如说眼睛红、嘴角溃疡、嗓子疼；有时也往下走，比如小便刺痛、心火下移等。

总之，身体内部有火、有热，体现在外边，就是大家常说的"上火"。

西医说这是发炎，中医也可以这么说，实际上"炎"就是"热"的意思。发炎是上火里的一大类，但它更聚焦于局部，比上火更具体。上火是一个总体表现，"火"在局部很猛烈地爆发了，就叫发炎。

一旦我们内脏里的某个位置出现气血瘀滞，然后出现热证，引起局部的臃肿、热痛，就会表现为热毒聚集，比如，古人说某个地

方生了疮，红、肿、热、痛，那肯定有炎症，这就是一种热毒聚集的表现。在西医看来，这可能是因为身体里有细菌、病毒在繁殖，所以引起了炎症，而且可能在局部比较猛烈。

==所以，上火时热症未必那么猛烈，但如果说发炎，肯定是这个地方的热症很猛烈了，病情就更严重一些，而且病灶更集中一些。==

广泛地说，上火可能是一种功能失调，引起了实火或虚火。如果是虚火，我们通常会感觉有点口干舌燥、热，这是阴虚引起的；如果是实火，有可能是最近情绪不好，有点肝火、心火，等等。

现代医学认为，身体里有细菌感染、病毒感染，这叫发炎；口腔溃疡，有点虚火，就不叫发炎。所以，发炎和上火有点区别——范围、轻重不同；与此同时，这两者也有很大联系——总体都是热症。

其实，严格地讲，发炎不一定全身都热，有时局部郁结，但其他地方可能不足，而郁结的地方会发炎，比如说生疮，其他地方可能会苍白，如面色苍白，所以发炎是虚实并存。就像一条河流，流得很顺畅时没事，但如果石头把中间一部分堵上了，河流下边没水，上边有水，堵的位置水会特别多，这个地方对应我们的身体就叫发炎了，瘀滞在里边了，这是两者的区别。

在讲到后面内容时，我会给大家做一个区别，即什么是发炎，什么是上火。对上火稍微清一下就行，但发炎要认真处理，服下有针对性的药物后，把痈结散开，然后把热清掉、把毒解掉，才能控制发炎。一般的上火可能是虚火，需要滋阴，吃点六味地黄丸，把虚火敛下去就好了，是比较好调理的。

2
CHAPTER

让孩子不上火、不发炎

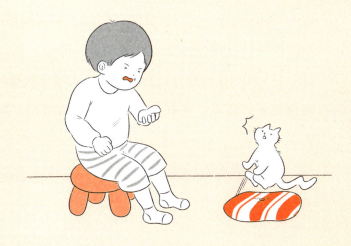

1 孩子上火别急，先分清是什么火

✓ 孩子上火主要分两种，一种是虚火，一种是实火

孩子的脏腑和肌肤娇嫩，体温调节中枢功能不完善，对外界气候变化的感应比成年人要敏锐很多。因此，一年四季，所有温差变化较显著时孩子都存在"上火"的隐患。

只要一提"上火"这个概念，没人不知道，但较起真来，大多数人却说不出个一二三。其实，"上火"是民间俗语，又称"热气"。中医认为，人体阴阳失衡，内火旺盛，即会上火。因此所谓的"火"是形容身体内某些热性的症状，而上火就是人体阴阳失衡后出现的内热证候，具体症状有眼睛红肿、口角糜烂、尿黄、牙痛、咽喉痛等。

孩子上火主要分两种，一种是虚火，另一种是实火。

✅ 孩子有虚火应该怎么调？

虚火也叫虚热，大多是阴虚导致的。由于冬季主贮藏，天气较冷，所以人体对于津液的需求比较小。到了春季，温度回暖，但人体并没有完全适应，就好比本来是用小火在烧水，水壶里是一个比较温暖的状态，但是突然改成用大火来烧水，水会不够用，水壶内自然就会呈现出一种很热的状态，用中医的话来解释就是体内的津液不够充足，就会出现虚火的症状。

这种情况通常会出现在体质本来就偏阴虚的孩子身上，他们比较喜欢吃肉，不喜欢吃蔬菜水果。其实肉类本身并不一定是温热性质的，但由于现在养殖方法或烹饪方式的改变，使得大部分的肉类都偏温燥。

有虚火的孩子主要症状如下：舌质偏红，舌苔很薄[有时没有舌苔，甚至可能是地图舌（花剥苔）]，舌头的形状是圆圆的，下眼袋大（发红发紫），容易大便干燥，手脚心热，盗汗，脾气很大，容易烦躁多动。

有的家长说："孩子有火，体内缺津液，我直接让孩子多喝水不就好了吗？"

乍一听这种说法好像很有道理，但实际上是行不通的。喝进去的水和我们体内的津液是有区别的，还有一个转化的过程。往往阴虚的孩子转化津液的机制有问题，所以就需要用中药来调理。

作为预防，可以给孩子喝些酸梅汤或乌梅白糖汤。但如果孩子已经出现了阴虚上火的症状，可以给他喝滋阴泻火汤。

> **食疗** **乌梅白糖汤**
>
> **配方** 5颗乌梅（要去药店买），2勺白糖。
> **做法** 将上述食材加水，大火烧开，然后小火熬2小时以上。

> **药方** **滋阴泻火汤**
>
> **配方** 生地6克，沙参6克，麦冬6克。
> **做法** 将上述药材煮水后喝汤即可。
> **叮嘱** 3岁以下孩子用量减半。

☑ 孩子有实火应该怎么调？

说完了虚火，再来看看实火。大家都知道春季是生发的季节，而肝主春。在春天，肝气生发之力比较强，而气有余便是火，所以春季很容易上火。这时的火，也就是我们常说的"肝火"，大部分由情绪失调引起。

有实火的孩子，舌质是红色的，上面有明显的红点甚至红刺，舌头的形状多是尖尖的，舌头的中后部舌苔可能很厚，舌尖部分舌苔会很薄或无苔。这样的孩子非常容易感冒，一感冒扁桃体会先肿

CHAPTER 2　让孩子不上火、不发炎

大,并且伴有脾气大、大便干燥、口气比较大、容易积食、口舌容易溃疡等表现。

中医认为,"肝开窍于目""肝受血而能视"。所以在春季,肝火旺盛的孩子会出现眼睛干涩、白睛发红有血丝,甚至长针眼的情况。

这时,我们可以用补脾、扶正气且柔肝敛肝的方子帮孩子祛除实火。

> **药方　补脾扶正汤**
>
> **配方**　怀山药6克,莲子肉6克,生薏苡仁6克,生地6克,北沙参6克,生麦芽6克,白芍6克,麦冬6克,芡实3克,蒲公英1克,生牡蛎15克,淡竹叶3克,灯芯草1克。
>
> **做法**　将上述药材煮水后喝汤即可。
>
> **叮嘱**　①如果孩子舌头不怎么红,说明孩子体内的热还不是那么大,可以不加生地、北沙参、麦冬、蒲公英这几味药。
>
> ②用量以5~10岁孩子为例。

关于实火,还有一种情况需要和大家说明,那就是外感。有些孩子得了外感之后也会有咽喉肿痛、口渴喜饮、大便干燥等情况,这也是体内有实火的症状,所以说导致实火的不一定都是体内因素,还有外来因素。

2 孩子眼屎多得都"糊"上了，怎么处理？

✓ 孩子有眼屎意味着什么？

有一位家长问我："两三岁的孩子，眼角经常有眼屎，擦完又有，是不是上火了？我给他喝点清火茶，可不可以？"

其实，绝大部分家长会把孩子有眼屎跟"上火"联系起来，因此遇到孩子眼屎多的情况，家长的第一反应就是要清热祛火，但这时清热不见得有效，情况反而可能会越来越严重，因为大家缺少了一个最重要的步骤——辨证。

究竟孩子有眼屎意味着什么？

有人说眼屎是尘土，人在晚上睡觉时不怎么动，所以尘土就黏附到眼睛上形成了眼屎；还有人说眼屎就是黏合剂，让我们睡觉时，眼睛闭得更紧⋯⋯

还有很多种说法，但都不准确。

实际上，我们的眼皮里有一块像软骨一样的东西叫作睑板，睑板里整齐有序地排列着许多睑板腺，这些腺体的出口在眼皮边缘、靠近眼睫毛的地方。睑板腺会不停地分泌一种油脂状的液体，白天这些油脂通过眼皮的眨动被涂在眼皮边缘，保护眼睛；对内可防止起润滑作用的泪水流出眼外，对外又可防止汗水进入眼内。

可是人睡着时，眼睛连续闭很长时间，而油脂仍然在分泌中，这样积累起来的油脂和白天进入眼睛里的灰尘，以及泪水中的杂质混在一起，跑到眼角就形成了眼屎。

早晨醒来，孩子有少量白色或透明的眼屎是正常的，并不是什么病（每个人都会有）。但新生儿、小孩子眼屎过多，就要引起重视了。

✓ 为什么孩子的眼屎会变多？

第一，泪道阻塞

孩子眼屎多有很多原因，泪道阻塞是比较常见的。这可能是先天、发育、炎症、外伤、异物等因素导致的。因为泪道阻塞的孩子泪管比较狭窄，有时不能排空所有眼泪，所以经常能看到孩子的眼睛水汪汪的。

由泪道阻塞导致眼屎变多的孩子，可以试试以下几种方法。

让孩子不上火、不发炎、发育好

● 治疗方法

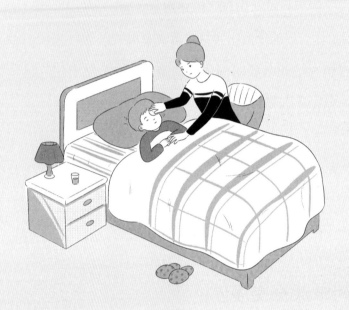

① 每日清晨,您可以用温热的毛巾轻敷孩子分泌物多的眼睛,几分钟后取下毛巾时会带走一些黏稠的分泌物。

② 如果有条件的话,您可以用生理盐水冲洗孩子的眼睛,并按摩孩子眼内角下鼻梁部位。不必担心用生理盐水冲洗眼睛会对孩子产生副作用。

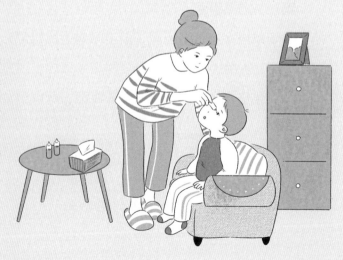

CHAPTER 2　让孩子不上火、不发炎

(03) 帮孩子清除眼内分泌物后，您可以按摩他同侧眼内角下鼻梁处，有助于促进鼻泪管畅通。

按摩可分为两种：

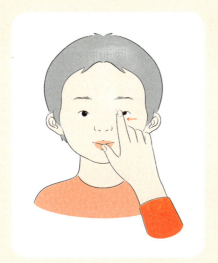

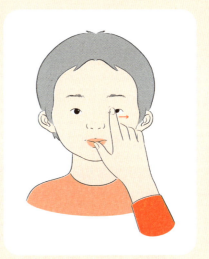

1. 用食指或拇指指腹按住内眼角（内眦）的位置，然后朝鼻孔方向挤压。这样的动作每天可进行5～7次。

2. 用食指或拇指指腹按住内眼角（内眦）的位置，然后朝同侧眼球方向挤压（注意避免触碰孩子的眼睛），以挤出泪囊里潴留的泪液或脓液。每次按压6～8次。

注意　如果按摩后，孩子的眼睛仍然没有明显改善，出现发红、发肿、有脓状分泌物，您一定要及时带孩子去医院检查。

第二，眼睛有炎症，如结膜炎、沙眼等

眼睛有炎症的孩子，眼屎会比较黏稠，看起来比较"糊"。刚出生的孩子还容易患新生儿泪囊炎、新生儿脓漏眼等。这种情况一定要及时就医，在医生的指导下治疗。

第三，用眼过度，眼睛过度疲劳

这种情况在大一点的孩子身上比较常见，通常这类孩子早上眼屎比较干。

第四，不良的卫生习惯

比如孩子常用不干净的手揉摸眼睛，容易引起细菌或病毒感染，这种情况不仅导致眼屎多，通常结膜或者内眼睑也会有一些症状。

第五，风沙、灰尘入眼

眼睛会通过分泌物把风沙、灰尘排出，这种情况下眼屎不会反复出现。

第六，积食导致上火

临床上，大多数孩子有上火的表现，如有眼屎、嘴唇红，这是因为体内有积滞。孩子脾的运化能力弱（脾常不足），饮食不当时，就容易出现积食。积食时间长了就会化热，孩子就会有上火的表现。

这时给他清热下火可能暂时有用，但如果不解决以下两个问题，

孩子会反复上火：一方面，如果不同时解决积滞的问题，郁热的源头还在，火灭了还会再烧起来；另一方面，清热下火的食物、药物多寒凉，寒凉伤脾，脾弱了之后，积食的机会更多，孩子动不动就会上火，表现为冒眼屎、感冒发热等。

首先要帮孩子把积滞清理掉，就是我们说的"消积"，解决了郁热的源头，热自然就会化解，孩子就不上火了。您不妨试试下面这个方子，可以促进孩子脾胃功能，效果比较好，和大山楂丸有异曲同工之妙。

> **药方　消积化热方**
>
> **配方**　焦三仙6克，炒鸡内金6克。
>
> **做法**　将上述药材熬水。
>
> **叮嘱**　①一般喝两三次，孩子的积食就能消掉了。
>
> ②如果孩子不喜欢这个味道，可以将炒鸡内金研成细细的粉末，然后将其混在鸡蛋里做成鸡蛋糕，再加一点香油，这样孩子比较爱吃。

第七，肝气不舒导致上火

"肝开窍于目"，而眼泪和眼睛的其他分泌物皆属于目，故眼屎的颜色、性状、多少都跟肝的情况有关。如果孩子总是情绪不好，烦躁易怒，就会导致肝气运行不顺畅——肝气郁结，同样会让孩子上火。一旦上火，孩子就会出现眼屎多、眼屎黄等症状。另外，肝木克脾土，孩子的脾胃会越来越差，也更容易积食，积滞郁热的机会也就越大，就更容易反复上火，进入恶性循环。

这种情况，您要先控制自己的情绪，给孩子提供一个良好的家庭氛围；同样也要控制孩子的情绪，不要让孩子养成用发脾气来达到目的的习惯。

同时，您也可以用蒲公英熬水帮孩子熏洗眼睛。蒲公英苦寒，能清热解毒，对于眼屎多的孩子，可以熬汤趁热帮他熏洗。

外用　蒲公英明目方

配方　蒲公英鲜品20克（或干品10克）。

做法　煎汤，取汁，然后用干净的纱布浸透药汁，敷在眼睛上。

功效　大人使用可以缓解用眼过度带来的视疲劳，孩子使用可以疏风明目。

家长也可以给孩子试试推拿，效果也不错。

CHAPTER 2　让孩子不上火、不发炎

● 推拿方法

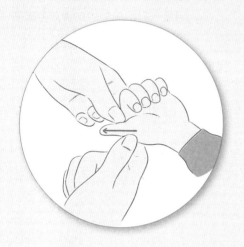

清脾经能清热利湿

方法　您可以用一只手握住孩子的左手拇指，用另一只手的拇指指尖，沿着孩子拇指的桡侧缘，从指根向指尖方向直推。

时间　一次帮孩子推 200 下，力度以孩子舒适为宜。

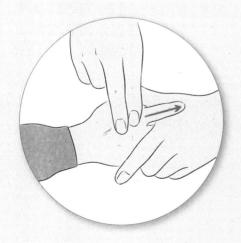

清肝经能疏肝利胆

方法　将孩子手掌心朝上，您可以用一只手固定住孩子的左手，露出孩子的食指，用另一只手的食指和中指指腹，沿着孩子食指的指腹面，从指根推向指尖。

时间　一次帮孩子推 200 下，力度以孩子舒适为宜。

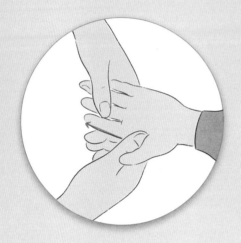

清大肠经能清肠道，导积滞，泻肝火

方法　您可以一只手固定住孩子的食指，用另一只手拇指的指腹，由孩子虎口推向食指的指尖。

时间　一次帮孩子推200下，力度以孩子舒适为宜。

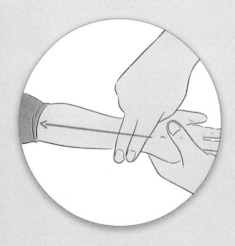

清天河水能解表散寒，清热化痰

方法　您可以一只手握住孩子的左手腕，用另一只手的食、中两指面，从腕横纹推到肘横纹，从下向上做直推。

时间　一次帮孩子推100～300下，力度以孩子舒适为宜。

3 孩子得的是麦粒肿还是霰粒肿您能分清吗?

✓ 如何分辨孩子得的是麦粒肿，还是霰粒肿？

如果孩子的眼皮上长了一个包，家长的第一反应往往是孩子长针眼（麦粒肿）了。其实，孩子眼皮上长的包可能不是麦粒肿，而是霰粒肿。

麦粒肿

麦粒肿，又称针眼或睑腺炎，是眼科疾病里比较常见的症状之一，主要是内热外毒攻窜上炎导致的。其主要特点是胞睑近睑缘部（上下眼皮接触的地方及附近）生小疖肿，局部红肿疼痛起硬结，易于溃脓。这个病与季节、气候、年龄、性别无关，可单眼或双眼发病。

麦粒肿在中医上的主要证型有三个：风热外袭、热毒上攻、脾虚湿热。

①风热外袭

这种证型的麦粒肿主要和感受邪气有关。风为阳邪,热属火性,一旦风热之邪攻击眼睑后,会壅阻于胞睑皮肤肌腠之间,灼烧津液,从而形成针眼。

<u>一般症状为:</u>开始时胞睑局部肿胀,非常痒,微红,可摸到有硬结,很疼;舌苔薄黄。

②热毒上攻

这种证型的麦粒肿主要和平时的生活习惯有关,如果孩子吃太多辛辣炙烤之物,会使脾胃积热,或让心肝之火循经上炎,热毒结聚于胞睑,导致局部酿脓。

<u>一般症状为:</u>胞睑局部红肿灼热,硬结逐渐变大,很疼,或白睛红赤肿胀突出睑裂;或伴有口渴喜饮,便秘溲赤;舌红苔黄。这个证型比较严重,对于孩子来说虽然比较少见,但家长应多加注意孩子平时的饮食。

③脾虚湿热

这个证型的麦粒肿是重点。胞睑对应于脾,而脾与胃相表里。所以,如果您孩子的针眼反复发作,但症状都不是很重,您可以想想是不是孩子的脾胃出了问题。

<u>一般症状为:</u>针眼屡发或针眼红肿,经久难消;或见面色无华,神倦乏力,偏食,纳呆(食欲不振)便结;舌质淡,苔薄白。

霰粒肿

霰粒肿，又称睑板腺囊肿，中医称为胞生痰核，是睑板腺出口阻塞和分泌物潴留引起的睑板腺慢性炎性肉芽肿。多发生在上睑，其外形如豆状。

大部分得霰粒肿的孩子是由脾胃虚弱使体内产生积滞而生痰，积聚于胞睑所致。

区别于麦粒肿，得了霰粒肿的患者摸到患处会感觉很硬但不痛。本病多见于儿童和青少年，且不影响视力，预后良好。

☑ 孩子得了麦粒肿应该怎么办呢？

对于得风热外袭证型麦粒肿的孩子，我推荐使用中成药：双黄连口服液、银翘解毒片。

双黄连口服液疏风解表，清热解毒，常用于外感风热导致的各种热证；银翘解毒片辛凉解表，清热解毒，可用于治疗风热感冒所致的各种热证。

只要是外感风热之邪引起的，这两种药皆可选用。尤其是用在针眼初起且未化脓时，效果最好。

对于得脾虚湿热证型麦粒肿的孩子，不建议用药，毕竟寒凉药物太伤脾胃（如果孩子太难受，建议找附近中医帮忙开药）。但您可以适当给孩子饮用甘蔗马蹄水。

> **食疗 甘蔗马蹄水**
>
> **配方** 马蹄2个，甘蔗30克，枸杞5克，红枣2枚，黄糖适量。
>
> **做法** 马蹄、甘蔗去皮切块，处理干净；将所有食材下入锅中，加约5碗水，大火烧开后转文火煲30分钟即可。
>
> **叮嘱** 这个方子一周喝一次就可以了。

对于得热毒上攻证型麦粒肿的孩子，如果孩子脾胃虚弱比较严重，最好的方子应该是四君子汤。这是一种补益剂，具有补气、益气健脾之功效。

> **药方 四君子汤**
>
> **配方** 党参9克，白术9克，茯苓9克，甘草6克。
>
> **做法** 将上述药材用水煎服喝汤即可。

知道治疗方法固然重要，但更重要的是您在平时就要懂得帮孩子预防麦粒肿。

第一，消食导滞，避免积食加重

麦粒肿反复发作的孩子，大多有口臭、大便不正常、舌苔厚腻、晚上睡觉不安稳、消瘦、平时易生病等情况，这些都是脾虚、积滞的症状。

脾胃乃后天之本，气血生化之源，孩子的生长发育全靠脾胃吸收营养，但孩子的脾胃功能还没有完全成熟，一旦吃得多、吃得油腻，超过了脾胃的承受能力，就容易积食。所以家长们平时要注意孩子的饮食，不要偏食，也不要食用过多或过腻。

第二，饮食以清淡为主

孩子得麦粒肿是因为脾胃有积热，所以就不要再让他们吃各种高能量、高营养，甚至是膨化和油炸的食物，以免加重病情；饮食应以清淡为主，最好是能素食几天，让孩子的脾胃得到休息，脾胃强健了，才能增强身体抵抗力，避免麦粒肿反复发作。

您在平时可以给孩子喝点苦瓜薏仁粥，能起到清热利湿的功效。

食疗 苦瓜薏仁粥

配方 苦瓜30克，薏仁30克，赤小豆90克，粳米60克。

做法 先将苦瓜洗净，剖开去瓤子后切成小块，与其他食材一起煮粥至烂熟，空腹食用。

叮嘱 胃寒、脾虚无湿、大便燥结者和孕妇慎用。

第三，注意眼部卫生，预防重复感染

您要注意孩子的面部，尤其是眼部的卫生情况，避免再次感染。您要让孩子每次玩耍后立即洗手，不要用脏手去摸眼睛、揉眼睛；最好给孩子准备单独的毛巾、洗漱用具，不要和大人混用，避免重复感染。

第四，呵护情志，让孩子多休息

您要让孩子多休息，不要疯玩，尤其不要熬夜。孩子熬夜会引发肝火，而肝和脾相互影响，一旦孩子肝火旺会削弱脾胃，引发病情。

其实，得了麦粒肿（针眼）并不可怕，因为这只是一个小毛病，可怕的是很多家长对于出现这种情况的原因并不重视，如果每次只是"见招拆招"的话，那和"治标不治本"又有什么区别呢？

✅ 孩子得了霰粒肿应该怎么治？

孩子得了霰粒肿，可以从内治和外敷两方面着手。

内治法

霰粒肿内属于脾胃"肉轮"，可以用健脾和胃、化痰散积的方法，针对性调理孩子的脾虚及痰浊。

我推荐保和丸或化坚二陈丸，家长可以给孩子按说明书服用。

保和丸

方子中的焦三仙加莱菔子健胃消食，半夏和连翘化坚散积，茯苓和陈皮健脾祛湿。针对孩子脾虚胃口不佳、痰湿明显的情况十分适合。

化坚二陈丸

出自《医宗金鉴》，由陈皮、半夏、茯苓、甘草、僵蚕、川黄连等组成，可以用荷叶熬汤送服。方子中的二陈汤健脾化湿，加僵蚕可化痰、软坚、散结，川黄连、荷叶可清上焦郁热。对于兼有舌红苔黄、有热象的孩子更为适用。

叮嘱：如果体内湿重于痰，可以直接选择中成药二陈丸。二陈丸用于孩子肢体困重、胸闷、恶心、舌苔白腻的情况，疗效突出。

外敷法

内服药物治本虽好，但调理起来会慢一些。如果能内服加外敷双管齐下、标本同治是最好的。具体做法如下。

肿起偏红，可选如意金黄散外敷

如意金黄散出自《外科正宗》，实乃中医外科一大特效药，主要用于治疗疮毒、脓肿、乳痈及无名肿痛等病症。它可以起到很好的抑菌、抗炎，减轻局部疼痛、水肿，以及防止感染等作用。

此药的成药剂型是散剂，需要我们买回家后自行调匀。因为如意金黄散为油调膏，最好选用麻油调匀并敷在孩子的患处，再外敷一块轻薄的纱布防止药液流淌和水分蒸发。

肿如皮色，可用醋调吴茱萸敷涌泉穴

这种方法属于药物灸。《本草备要》记载：吴茱萸，性虽热，却能引热下行。用醋调和吴茱萸，贴敷在孩子的涌泉穴，可以激发经气，散热祛湿，宁心安神，孩子的眼皮肿硬会随之消失。

4 孩子得了鼻窦炎怎么办?

✓ 鼻窦炎分三种,您的孩子是哪一种?

现在城市或多或少都有空气污染,越来越多的人出现了经常性打喷嚏、鼻塞和流鼻涕的症状,甚至孩子也不能幸免。各类鼻炎的发病率逐年快速上升,其中鼻窦炎已经成为影响人类健康的常见疾患之一。

中医认为,鼻窦炎属于鼻渊的范畴,是有分型的,具体分为以下三种。

外感寒邪型

当孩子外感寒邪或误用寒凉之品,导致寒邪瘀滞在鼻窍时,就会出现鼻塞流涕的情况,这是鼻窦炎的一种。

其特点为:孩子鼻塞流清涕,遇冷鼻塞会加重,扁桃体充血肿大，舌苔薄白、舌质淡红。

积食化热型

鼻窦炎也与小儿长久过食肥甘厚味、积热蕴郁胃肠有关。当积食在体内停留时间过长而消不掉时，就会产生热，此时孩子的身体会处于一种免疫力比较低的状态，如果赶上外界有什么风吹草动，孩子会很容易中招，形成鼻窦炎。

其特点为： 孩子鼻塞流稠涕或脓涕，大便秘结，舌苔红、厚而干。

脾肺气虚型

平常脾肺气虚的孩子也很容易得这个病，因为机体免疫力弱，稍有不慎就容易感染外邪，导致鼻塞流鼻涕。如果反复感染外邪，时日一久，则容易形成鼻窦炎。

其特点为： 通常鼻塞严重、流清涕或稠涕，面色萎黄，睡中周身出汗明显，吃完就想上厕所，舌苔薄白、舌质淡。

✓ 您能分清孩子得的是感冒，还是鼻窦炎吗？

既然这个疾病这么严重，为什么还有家长不重视呢？

其实这不能全怪家长,因为鼻窦炎的症状和感冒初期的症状很相似,都会出现鼻塞、流鼻涕、打喷嚏,所以家长往往容易混淆。

不过,您可以从以下三个方面来鉴别。

第一,症状持续时间

孩子感冒通常一周左右就能治愈,而鼻窦炎的症状可持续数周之久。

第二,鼻涕颜色

最有效的判断方法是根据孩子的鼻涕来判断。感冒初期,孩子

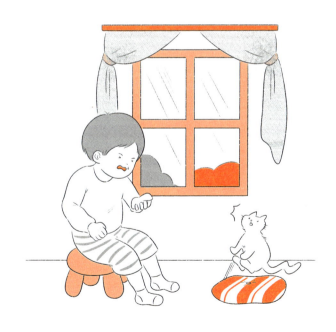

多流清鼻涕；若孩子的鼻涕是黄绿色，且有臭味，伴有发热、恶心、头痛、脸部鼻窦区域疼痛，则有很大可能是患了鼻窦炎。

第三，做相关检查

最好的办法还是去医院做鼻窦 CT 之类的检查，这样比较保险。

✓ 怎么帮孩子调理这个烦人的鼻窦炎？

一般来说，如果家长能及时帮孩子调理，12 周内他的鼻窦炎就会逐渐好转。但如果治疗不当导致孩子的鼻窦炎反复发作，迁延不愈，症状通常会持续 12 周以上不能完全缓解，甚至加重。长期严重的鼻窦炎会对孩子的生活产生不良影响——得不到很好的休息，不能集中注意力学习等。

此外，因为孩子还处在发育阶段，一旦气道阻塞，孩子长期用嘴呼吸，可能会影响他的面容，比如，孩子颌骨变长、硬腭高拱、牙列不整、上切牙外露、唇厚、面部缺乏表情等。

孩子得了鼻窦炎之后，我们要如何帮他调理呢？

==如果是外感寒邪型、积食化热型的孩子，可以往鼻子里吹苍耳子散。对脾肺气虚型的孩子，除了往鼻子里吹苍耳子散，还要让其口服一些玉屏风散才行。==

> **外用** **苍耳子散**
>
> **配方** 辛夷 30 克，炒苍耳子 16 克，白芷 60 克，薄荷 15 克，鹅不食草少许。
>
> **做法** 把这几味药打成粉末。
>
> **叮嘱** ①每天取少量，往孩子鼻子里吹或让孩子吸一点进鼻子里即可（注意不要猛吹或猛吸，以免呛到）。
>
> ②泡脚也行；熬成药汤，让孩子熏鼻也可以。
>
> ③不推荐口服，苍耳子和辛夷不适合小孩子内服。

除此之外，家长还可以给孩子热敷。

> **外用** **鼻窦炎热敷方**
>
> **配方** 辛夷 3 克，杭白芷 3 克，薄荷 3 克，细辛 3 克，杭菊花 3 克，苍耳子 3 克，生姜 3 克，葱白 3 克。
>
> **做法** 水煎取汁，并以纱布蘸药液，选取印堂、阳白、迎香等穴位局部热敷，或直接在颜面部热敷。每日 2 次，每次 10～30 分钟。

此外，对患积食化热型鼻窦炎的孩子，您还可以配合推拿，效果会更好。

● 积食化热型鼻窦炎推拿方法

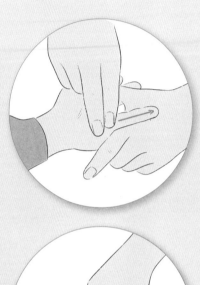

清肺经能疏风解表

方法　将孩子手掌心朝上,您可以用一只手固定住孩子的左手,露出孩子的无名指,用另一只手的食指和中指指腹,沿着孩子的无名指指腹面,从指根推向指尖。

时间　一次帮孩子推 100～300 下,力度以孩子舒适为宜。

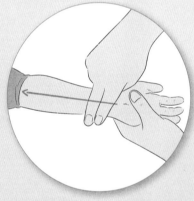

清天河水能解表散寒,清热化痰

方法　您可以一只手握住孩子的左手腕,用另一只手的食、中两指面,从腕横纹推到肘横纹,从下向上做直推。

时间　一次帮孩子推 50～100 下,力度以孩子舒适为宜。

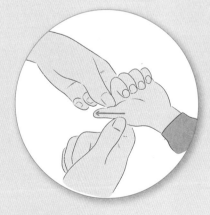

清脾经能清热利湿

方法　您可以用一只手握住孩子的左手拇指,用另一只手的拇指指尖,沿着孩子拇指的桡侧缘,从指根向指尖方向直推。

时间　一次帮孩子推 100～300 下,力度以孩子舒适为宜。

CHAPTER 2　让孩子不上火、不发炎

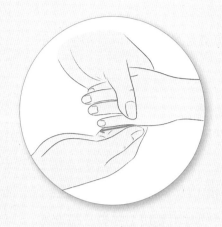

清小肠经能温阳散寒

方法　您可以用一只手固定孩子的左手,另一只手拇指指尖沿着小指尺侧缘向下推（指根向指尖方向）。

时间　一次帮孩子推 100～300 下,力度以孩子舒适为宜。

―――――――　如果气虚,建议:　―――――――

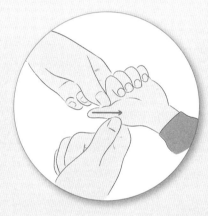

补脾经能健脾利湿

方法　您可以用一只手握住孩子的左手拇指,用另一只手的拇指指尖,沿着孩子拇指的桡侧缘,从指尖向指根方向直推。

时间　一次帮孩子推 100～300 下,力度以孩子舒适为宜。

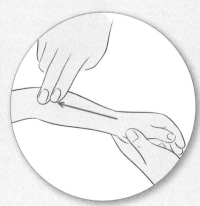

推三关能温阳散寒,培补元气,发汗解表

方法　您用一只手固定住孩子的胳膊,另一只手食、中两指并拢,从孩子腕横纹桡侧向上直推到肘横纹就是推三关。

时间　一次帮孩子推 50 下,力度以孩子舒适为宜。

最后再说几点，如果孩子没有鼻窦炎是最好的，但是咱们也不能不防。

在平时，有哪些需要注意的呢？

①让孩子多加强体育锻炼，增强体质，这样可以预防感冒，以防生变。

②孩子如果有鼻炎的小毛病，应积极治疗，以防转归成慢性。

③家长应该告诉孩子，鼻腔有分泌物时不要用力擤鼻，应堵塞一侧鼻孔擤净鼻腔分泌物，再堵塞另一侧鼻孔擤净鼻腔分泌物。

④家长带孩子出去玩时，尤其是游泳时应该避免跳水和呛水。

5 孩子经常犯鼻炎怎么办？

✓ 孩子患过敏性鼻炎与积食和不良情绪有很大关系

很多家长会问我，孩子得鼻炎是怎么回事？

孩子得鼻炎大致可以分为两种，一种是过敏性鼻炎，还有一种是鼻窦炎。孩子一碰到什么刺激，就会打喷嚏、流鼻涕，流的多数是清鼻涕，经常会感觉鼻子堵，里边不通气——这种过敏性鼻炎往往在受寒的情况下会严重一些，基本是正气不足所致。这样的孩子，表面看起来好像是肺和鼻腔的问题，实际是脾胃出现了问题。

通常，大部分孩子脾胃虚弱是因为好东西吃多了，脾胃消化不了就堵了，形成了积食。时间长了，就导致脾胃功能下降，也就是我们常说的脾虚。

还有一部分孩子脾胃虚弱是不良情绪所致，人的情绪问题往往会引起脾胃系统的紊乱。

一旦孩子肝气不舒，就会导致脾胃运行不畅，结果有可能出现积食——并非是因为孩子有积食在先，才会使他的脾胃失和。孩子脾胃虚弱，正气则会不足，肺气就开始弱。脾胃属土，肺属金，古人认为土生金，也就是说，脾胃功能强盛，才能让肺功能强盛；脾胃虚弱，无法给肺输送营养，肺功能就会弱下来。

我们要理解这个关系，肺主一身之表。我们现在发现，经络是通行于全身的，可将组织液等有关物质运送到身体各部位的防御系统。

那么，是谁推动组织液在经络里面走呢？

根据研究发现，肺不仅仅是呼吸器官，它跟身体的防御也是有关的。它的一呼一吸直接影响了全身气机的通畅。一旦人体的肺气不足，外邪从哪进？鼻窍离外边最近，接触外界事物最频繁，此时一旦受寒，外邪就会从这里往身体里进。肺气足就可以用正气帮助身体把外邪往外顶，排出外邪；而肺气不足的人，就会出现有的时候能排出外邪，有的时候排不出的情况——很多人就会出现打喷嚏、流鼻涕等症状，这都是身体反抗外邪，要把潜藏进鼻腔里的外邪排出时的表现。

✓ 孩子患过敏性鼻炎，可吃南瓜饼、服用桔梗元参汤

很多症状可能就是身体正常的反应，未必是过敏。比如天气凉

了,外邪本来潜藏在鼻腔,想往里走,这时候身体发现它,要往外排出它,但是又无力一下把它全部排出,所以身体不断努力,就会出现打喷嚏的情况。如果肺气足,可能打俩喷嚏就把外邪排出去,就没事了。

那么,过敏性鼻炎一般怎么治呢?我给大家讲过清朝黄元御的桔梗元参汤,这个方子大人可以用,孩子也可以用,只是需要根据孩子年龄的大小,药材的用量为成人用量的三分之一或一半。

这个方子治疗成人过敏性鼻炎的效果非常好,很多人用这个方子,几服后效果就不错。很多孩子使用后效果也不错。

药方 桔梗元参汤

配方 桔梗3克,元参(即玄参)3克,杏仁3克,橘皮3克,法半夏2克,茯苓3克,甘草2克,生姜3克。

做法 熬水,大约放5碗水,熬至2碗的量,早晚各服用1碗即可。

叮嘱 ①此方专门用于调理鼻炎中鼻涕清的症状。若鼻涕的颜色为黄色,则不可服用。

②此方为三岁以上孩子的用量,七岁以上的孩子用双倍分量。

但这毕竟是个方子,那平时我们要怎么给孩子保养呢?

您可以在饮食上多下功夫,多用食疗的方法,帮助孩子增强脾胃功能,补足肺气。您可以多给孩子吃一些怀山药、莲子、芡实、薏仁等食物,或多吃一些五谷杂粮,这对孩子的脾胃非常有好处。

一旦孩子的脾气足了,肺气就足了。肺气坚固以后,很多问题身体自己就会慢慢解决的。因为孩子的阳气特别旺,身体会慢慢把外邪清除掉,如果您在此时给孩子吃一些补脾的食疗方,并配合给他按摩,效果会更好。平时一定要让孩子多锻炼身体,经常跑跑跳跳,多晒晒太阳,对他的身体也是有好处的。家长还可以给孩子做南瓜饼吃,对他的脾胃也非常有好处。

食疗 南瓜饼

配方 南瓜200克,大米粉100克,山药粉两勺,糖适量,白芝麻适量。

做法 ①南瓜去皮切片,放入蒸锅蒸熟。

②蒸好后,把南瓜压成泥。

③把南瓜泥、大米粉、山药粉、糖混合在一起,揉成面团。

④把面团分成小份,按压成小饼,均匀裹上芝麻。

⑤往平底锅内放入适量的油,油热后放入南瓜饼,煎至两面金黄即可。

CHAPTER 2　让孩子不上火、不发炎

● 过敏性鼻炎推拿疗法

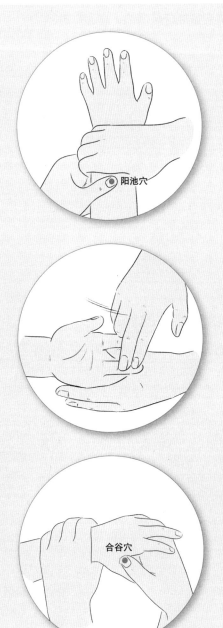

按揉阳池能清脑开窍

方法　阳池穴在腕背横纹上，前对中指、无名指指缝。您用一只手握住孩子左手腕，用另一只手的拇指端按揉穴位。

时间　一次帮孩子按揉 3～5 分钟，力度以孩子舒适为宜。

清肝平肺能解表散寒，清热化痰

方法　您可以用一只手固定住孩子的左手，露出孩子的食指和无名指，用另一只手的食指和中指指腹沿着孩子的食指和无名指的指腹面，从指根推向指尖。

时间　一次帮孩子推 3～5 分钟，力度以孩子舒适为宜。

按揉合谷能推动气血运化

方法　合谷穴在手背第 1、2 掌骨间，在第 2 掌骨桡侧的中点处。您可以用一只手固定孩子的左手，用另一只手的拇指轻轻按揉。

时间　一次帮孩子按揉 3～5 分钟，力度以孩子舒适为宜。

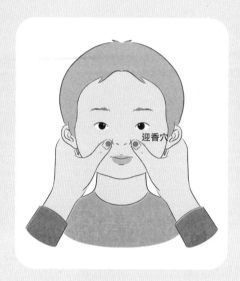

揉迎香能疏风清热，宣通鼻窍

方法　迎香穴很好找，在面部鼻翼外缘中点旁，鼻唇沟中。您可以用拇指轻轻按揉。

时间　一次帮孩子按揉3～5分钟，力度以孩子舒适为宜。

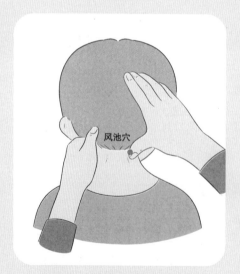

按揉风池能祛风解表

方法　风池穴在颈后枕骨下，大筋外侧凹陷处。您可以用一只手固定孩子的脖子，用另一只手拇指轻轻按揉。

时间　一次帮孩子按揉3～5分钟，力度以孩子舒适为宜。

6 孩子流鼻血？
战术上藐视，但战略上要重视

✓ 儿童鼻出血的常见病因

不知道您有没有过这样的经历：孩子在外面疯跑回来以后，出了一身汗，正拿毛巾给孩子擦汗呢，擦着擦着发现颜色不对，慌忙一看，原来是流鼻血了。

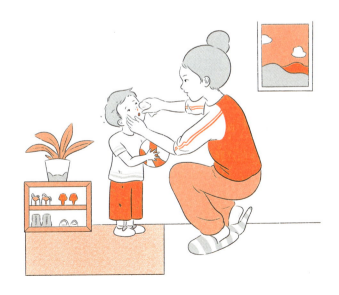

这时候，大部分家长的态度跟对待别的病大不一样："流鼻血了啊，没事儿，一会儿就好了。"

没错，流鼻血的确是一件很常见的事，但也许正因为这个现象很常见，所以大部分人不会很在意。我要说的是，大人偶尔流几次鼻血可能并不需要太过重视，但小孩子流鼻血可千万不能马虎大意。

小儿鼻出血严格来讲是一种症状，并不是疾病的名称。但事实上鼻出血是鼻科急症之一，临床上需要根据病因和出血程度，积极采取不同的处理措施，避免出现后续并发症。

造成儿童鼻出血的原因有哪些呢？

①干燥性鼻炎

这是儿童鼻出血最常见的原因，通常是由于鼻黏膜干燥，血管脆性增加，在排便、打喷嚏、运动、睡眠时引发出血，多数是饮食不当，如不吃蔬菜、饮水少引起的。这种鼻出血在临床上占90%以上。

②鼻腔异物或挖鼻孔

2~5岁儿童喜欢用手挖鼻孔或将各种异物塞入鼻腔内，也会引起鼻出血。这种情况出血量较少，但也是临床很常见的现象。

③鼻部外伤

由于孩子比较好动，比成人更容易发生意外，鼻部又是面部比较脆弱的部位，一旦受伤会引发鼻出血，严重时出血量较大。

④鼻部急、慢性炎症

一般来讲，儿童鼻炎远较成人要轻、病程短，难治性的鼻炎少见，所以单纯由鼻炎引发的鼻出血也少见，程度也比较轻。

⑤鼻腔肿瘤

儿童时期，鼻腔鼻窦的恶性肿瘤极其罕见，但大家要知道，鼻出血常为其首发症状。在良性肿瘤中又以鼻咽纤维血管瘤引起的鼻出血最为常见，该病多见于8~20岁的男性青少年，出血量大，反复迁延，最终需要手术切除治疗。鼻腔血管瘤也会引起不同程度的鼻出血，也常常需要手术治疗。

孩子鼻出血的类型

排除以上最后一种情况，其他几种情况只是偶尔出现，不会天天发生。但有的家长可能会问，我的孩子明明很乖，也没有抠鼻子之类的不好习惯，可为什么经常流鼻血呢？

鼻出血在中医上又叫鼻衄，属于血证的一种。对于小儿鼻出血，最常见的中医证型有两个：热迫血行、脾不统血。

①热迫血行

这个证型理解起来很简单,如果将开水比作我们的血液,所谓热迫血行就像煮沸了的开水,沸腾时会翻滚冒泡。在人体里也是一样,如果体内有肺热、胃热、肝火等火源在灼烧血液,那血液也会在体内乱窜;如果气势凶猛的血液正好碰到血管壁比较薄的血管,那血液自然便会流淌出来。

通常来说,像这种证型应该再细分,这样治病效果才能好一些。比如:如果是肺热的话,肯定会有身热、恶风、头痛、咳嗽等外感症状,用桑菊饮会好一些;如果是胃热的话,一定有口干臭秽、烦躁、便秘等症状,玉女煎会很好用;如果是肝火旺盛的话,就抓住头痛、眩晕、耳鸣、烦躁易怒、两目红赤这几个特点,用龙胆泻肝丸,保证药到病除。

但这些辩证方法对于家长们来说,确实是有些困难,所以给大家介绍一个食疗方——白茅根水,碰到孩子有热的情况可以试试。

食疗 白茅根水

配方 白茅根15克。

做法 把白茅根洗干净,煮水,煮到白茅根沉底,然后给孩子喝这个水就可以了。

②脾不统血

脾不统血多指饮食失调、劳累过度,以及忧思、久病损伤脾气所致的脾气虚弱、不能摄血、血不循经的证型。

表现症状为： 血量少、血色淡红,伴面色不华、大便溏薄等。

所以,如果您发现孩子经常流鼻血的话,可以考虑是不是孩子的脾出现了问题。

针对这种证型的鼻衄,通常使用一些归脾丸就可以了。

归脾丸出自《医学六要·治法汇》卷七,其具有益气补血、健脾养心之功效,主治心脾两虚和脾不统血所致的各种疾病。

✓ 孩子鼻出血的救急方法

孩子突然鼻出血,还可以采用以下救急方法。

①头向下低，不要向后仰头

鼻出血时要让孩子身体前倾,头向下低,不要向后仰头。因为向后仰头不能减少鼻腔内出血的情况,您看到流出的鼻血变少只是因为血液向后流于咽喉部位,这样容易引起孩子呛咳和孩子呕吐。如果有血液流到咽喉部位,一定要吐出来,不要咽下去。

②冷敷额头或者鼻部

此时还可以用冷毛巾或者退热贴敷于额头或者鼻部,通过收缩血管来达到止血的目的。

③用三七粉、白芨粉止血

取三七粉、白芨粉各1克,再用几滴醋调匀。将棉球浸于其中,然后将棉球塞入孩子出血的鼻孔,便可起到止血的作用。因为三七为伤科之要药,具有止血的功效,血止后还可以化瘀定痛。再配上消肿生肌的白芨,可以更好地修复损伤的鼻腔。

④用小米红糖大枣粥给孩子补血

看着孩子鼻出血,您是不是很心疼?您可以在补脾益气的同时,给孩子再用小米红糖大枣粥补一补。

食疗 小米红糖大枣粥

配方 小米50克,大枣5粒,红糖适量。

做法 清洗小米,清洗红枣后去核切小片。将上述食材与清水一起下锅煮,煮出来的小米粥加入红糖搅拌即可食用。

小米营养丰富，红糖具有益气补血、健脾暖胃的功效，红枣能益气、养血安神。

其实，小孩子偶尔流一次鼻血没什么事，只要您注意做好应对和善后，往往是没什么问题的。但如果您发现孩子经常流鼻血或者是大量流鼻血，就一定要带孩子去医院检查，因为鼻出血的原因有很多，防患于未然总是没错的。

7 怎么才能让孩子的口腔溃疡快点好？

☑ 孩子为什么会口腔溃疡？

口腔溃疡又叫口疮，是比较常见的口腔疾病，也比较容易被忽视，因为它不像感冒咳嗽这些病，有症状您一下就能看到。

口腔溃疡属于小儿常见的口腔疾病，其中以2～4岁的孩子最常见，是发生于口腔黏膜的溃疡性损伤病症，多见于唇内侧、舌头、舌腹、颊黏膜、前庭沟、软腭等部位，因为这些部位的黏膜缺乏角质化层或角化较差，通俗点说就是"皮薄"。

主要症状就是溃疡处会红肿疼痛。很多孩子常常会因疼痛哭闹、拒绝进食、夜啼，并伴有口干想喝水、小便短赤、舌尖红等症状；部分孩子还会伴有发热，或并发口臭、慢性咽炎、便秘、头痛、头晕、恶心、乏力、烦躁、发热、淋巴结肿大等症状。

出现口腔溃疡是多种因素综合作用的结果，其中包括局部创伤、精神紧张、食物、药物、营养不良、激素水平改变及维生素或微量元素缺乏。所以，孩子如果哪天没睡好觉、上火了、辛辣的食物吃多了等，可能就会出现口腔溃疡。

偶尔发病的孩子大多是有实火，可能是脾胃积热、脾胃湿热等原因导致的，症状多为口腔内的溃疡面鲜红、灼热疼痛，同时还伴有口干欲饮、小便赤黄、大便干燥，以及舌头红、舌苔黄等。有些孩子口腔溃疡的疼痛比较剧烈，甚至会影响进食。

由虚火引起口腔溃疡的孩子，大多是下焦（腹部以下）虚寒，而上焦虚热，即中医常说的上热下寒。其典型特征便是口腔溃疡点少，颜色黄白，且溃疡面周围颜色看起来没那么红，疼痛稍轻，孩子尚可忍受。

✓ 口腔溃疡的治疗方法

①外用法：在患处涂抹八味锡类散

您要是看孩子难受得很，可以给他用八味锡类散（虚火、实火都可用），效果尤其好。

八味锡类散是一个中成药，在一般药店都有售卖。一旦孩子口腔溃疡了，就可以在患处帮他涂抹一点八味锡类散，会起到很好的效果。此药对于一般热证的效果尤其好。

通常，八味锡类散主要是外用的，对于咽喉口腔红肿十分有效。过去在遇到热证引起的咽喉肿痛时，除了用内服的药，还会配上外用的药粉，很多人就喜欢用八味锡类散。

②内服法：喝蒲公英代茶饮

> **茶方 蒲公英代茶饮**
>
> **配方** 蒲公英3克。
>
> **做法** 放入适量的水，大火烧开后，小火再煮10分钟即可。
>
> **叮嘱** ①用量以8个月~3岁的孩子为例。
> ②3岁以上的孩子可以用6克。

③按摩法：清脾经，清胃经，清天河水

儿童口疮多发生在高热或吃了辛辣食物之后，发生的主要原因是心脾二经积热。手少阴心经通于舌，足太阴脾经通于口，所以心脾二经有热，循经上炎最容易发生口腔溃疡，那么治疗的关键点就在于清热。

给大家推荐几个可以清热的按摩方法：清脾经，清胃经，清天河水。

CHAPTER 2 让孩子不上火、不发炎

● 清热按摩方法

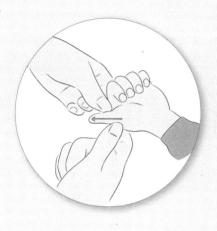

清脾经能清脾胃之热

方法 您可以用一只手握住孩子的左手拇指，用另一只手的拇指指尖，沿着孩子拇指的桡侧缘，从指根向指尖方向直推。

时间 一次帮孩子推5分钟，力度以孩子舒适为宜。

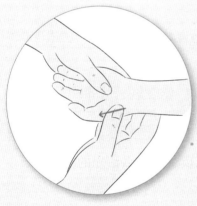

清胃经能清热，和胃降逆

方法 您可以用一只手固定孩子的左手，用另一只手拇指指腹自孩子的掌根桡侧缘大鱼际处向拇指指根方向直推。

时间 一次帮孩子推5分钟，力度以孩子舒适为宜。

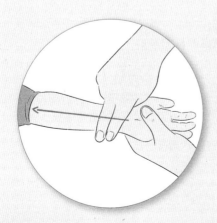

清天河水能清心火

方法 您可以用一只手握住孩子的左手腕，用另一只手的食、中两指面，从腕横纹推到肘横纹，从下向上做直推。

时间 一次帮孩子推5分钟，力度以孩子舒适为宜。

如果还伴有烦躁、惊悸，加上：

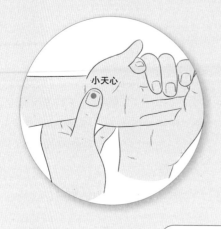

揉小天心能清热

方法 小天心在手掌根部中间的凹陷处。您可以用一只手握住孩子的四指，使其掌心向上，用另一只手的拇指指端按揉此穴。

时间 一次帮孩子按揉3～5分钟，力度以孩子舒适为宜。

虚火上炎可以加上：

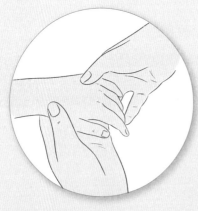

揉二马能扶助正气

方法 二马在手背无名指和小指掌骨小头之间的凹陷处。您可以握住孩子的手掌，用拇指指腹左右揉。

时间 一次帮孩子按揉3～5分钟，力度以孩子舒适为宜。

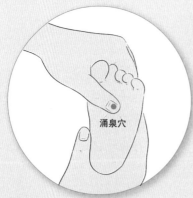

推涌泉能补肾疏肝

方法 涌泉穴位于足底，屈趾，足掌心前正中凹陷处。您可以用一只手固定孩子的脚，另一只手轻轻推揉。

时间 一次帮孩子按揉3～5分钟，力度以孩子舒适为宜。

8 家长别大意，手足口病可不是好惹的

☑ 患了手足口病的孩子，身体会有哪些表现？

不少家长对儿童传染病的印象还停留在流感、水痘等疾病上，但实际上儿童传染病远比想象的要复杂、可怕得多，手足口病就是其中之一。

手足口病是由感受手足口病时邪（柯萨奇病毒A组）引起的发疹性传染病，任何年龄、任何季节均可发生此病，但以夏、秋季节多见，常见于5岁以下的孩子。

中医没有手足口病的记载，但在对温病、时疫等病症的描述中，都有它的影子。手足口病发病时先发热，然后在口颊、手足等部位出现皮疹，且皮疹呈水疱状——这是典型的湿热为患引发的疾病。

外界的湿热邪气是因，而内在的湿热郁伏则是本。如果孩子平时吃多了辛辣、油腻肥厚的食物，体内湿热郁积，到了夏日天气湿热熏蒸，与他体内的邪气相合，就会患病。

手足口病刚开始时和大部分的传染病一样，先是发热，然后头痛、咳嗽、流涕、口痛、恶心、呕吐、泄泻等症状都会出现。在这些症状出现后的1～2天内，就会开始发疹。

您别看它叫手足口病，就以为只有这三个地方会出现症状，实际上臀部和四肢也是鉴别点。

①口

轻度： 舌尖会出现水疱。

中度： 咽喉部位水疱发展为溃疡。

重度： 嘴唇周围长满水疱，部分已经破裂结痂。

这个部位的水疱痛感比较明显，大一点的孩子可能会说自己喉咙痛、吞咽难，而小一点的孩子会因疼痛苦恼、抗拒进食。还有一点，这个部位的水疱往往被认为是口腔溃疡或"上火"，可能会延误病情。

②手

轻度： 手心开始出现小红疹。

中度： 红疹发展为周围有红晕的水疱，蔓延至整个手掌、手背。

重度： 指甲脱落。

③脚

轻度： 脚底开始出现红色斑片。

中度： 红色疱疹变大，内有疱液。

重度： 脚掌布满疱疹，皮肤褶皱脱落。

④臀部和四肢

臀部： 呈现红色斑丘疹。

四肢： 大腿、小腿皮肤有炎症反应，出现成片的红色皮疹。

虽然症状很吓人，但一般来说，这两个部位的疹子都不痛、不痒，也不结痂。

✓ 孩子得了手足口病，怎么帮他治疗？

通常来说，轻度和部分症状较轻的中度手足口病，在中医上属于邪犯脾肺证。除了手足肌肤、口腔疱疹之外，全身症状不是很显著。疱疹也只是分布稀疏、疹色红润、肿疡部周围之坚硬区红晕不著、疱液清亮的类型。

以下推荐几种内服外敷的药物。

西瓜霜、冰硼散、珠黄散任选一种，涂擦口腔患处，一日2次。

> **药方** 茵陈藿香连翘饮
>
> **配方** 茵陈5克，藿香5克，连翘5克，薄荷5克，甘草3克。
>
> **做法** 开水冲泡15分钟，温饮。
>
> **功效** 清热化湿解毒，适合手足口病初起，口腔疱疹、溃疡、流涎、疲倦、食欲欠佳之患儿。

==重度手足口病在中医里叫作湿热蒸盛证，需要家长及时带孩子去医院治疗==。这种程度的手足口病，全身症状比较明显，如果孩子持续高热，体温38.5 ℃以上超过三天，或出现嗜睡、头痛、呕吐、抽搐等症状，或有心率加快、四肢发凉、出冷汗等情况，应立即去医院寻求正规治疗。因为一旦病毒侵入大脑等重要器官，可能引发脑炎、脑膜炎、颅内高压等，甚至会危及生命。

✓ 关于手足口病的小问答

①孩子天天在家里待着，怎么还会得手足口病呢？

手足口病病毒经常出现在湿热的环境下，可通过感染者的粪便、咽喉分泌物、唾液和疱疹液等广泛传播。密切接触是手足口病重要的传播方式，通过接触被病毒污染的毛巾、手绢、牙杯、玩具、食具、奶具、床上用品以及内衣等都会引起感染；还可通过呼吸道飞沫传播；饮用或食入被病毒污染的水和食物后亦可感染。

还有一种传染途径就是患儿的家长。因为手足口病的传播途径很广，如果家长接触了致病性病毒后，没有及时清洗，就很有可能把病毒传播给家里的孩子。这就是即使把孩子隔离在家了，他们还是会得手足口病的原因。

②日常应该如何预防手足口病呢？

● 注意孩子的手部卫生，尤其在触摸口鼻前、进食或如厕后，应用洗手液或肥皂洗手。

● 家长打喷嚏或咳嗽时用手绢或纸巾遮住口鼻，随后将纸巾包裹好丢入有盖的垃圾桶。

● 不要让孩子与他人共用毛巾或其他个人物品。

● 注意清洁常接触的物品或物体表面，如玩具、家具等，清洁后用含氯消毒液擦拭或浸泡消毒，作用30分钟后，用清水擦拭或冲洗干净。

● 手足口病流行期间尽量避免带孩子参加集体活动。

9 孩子干燥起皮舔嘴唇，小心是唇炎

✅ 为什么一到春天，很多孩子的嘴唇就会干裂？

我们知道，很多地方的春、秋、冬三季，空气容易变得干燥。尤其进入春天后，有的朋友就会问我：为什么一到春天，孩子的嘴唇就会变得干裂？

很多孩子的嘴唇干了，就会不自觉地去舔，最终嘴唇的周围都是红色的皲裂，感觉很痒，然后嘴唇会起皮干燥，甚至一开口说话就会裂开。这到底是怎么回事呢？

嘴唇干裂，其实是患了唇炎。我以前也出现过这样的问题，记得当时忍不住一直舔嘴唇，导致越舔越严重，最后嘴唇边上是一圈红色，又疼又痒。

在中医里，这个病叫唇炎，也叫唇风。有一些中医论述的"唇茧"或"茧唇"，也与此病相关。

CHAPTER 2 让孩子不上火、不发炎

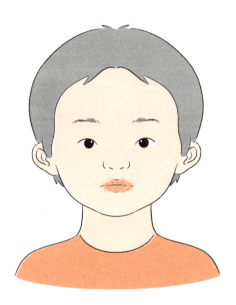

唇炎主要有两个症状，其中一个症状是唇红部干燥、脱屑、皲裂，裂口处有渗出物或出血。一些孩子会感觉唇干、灼热或痒痛不适。

另外一个症状是渗出结痂。唇部及唇周围肿胀、糜烂，有炎性渗出物及出血，形成脓或血痂，撕脱痂皮则留糜烂面。因疼痛及结痂，致口唇活动不便，有灼热感。

✓ 孩子得唇炎的原因有哪些？

《黄帝内经》记载"脾气通于口""脾之荣在唇"，说明此病的主因与脾胃失调息息相关。

通常血液亏虚的时候，就容易因燥而动风，这种情况在春天尤其突出。所以，明代著名中医龚廷贤在《寿世保元》里说："盖燥则干，热则裂，风则肿，寒则揭。"

血虚往往是全身性的，此时脾血不足的情况会很突出。我们一般只是说过脾气、脾阳，很少有人提及脾阴，更不用说脾血了。但实际上，任何脏器都有气血阴阳，所以脾血不足的情况，非常值得我们关注。

此病症状突出反映在嘴唇上，因此可以定位于脾，而血虚生燥，所以此病燥的特点非常明显。

多数在春天患唇炎的人，是脾血不足所致。春天万物生发，此时阴血不足，就会出现更加燥热的情况。因此，春天是唇炎多发的季节，且大多是虚热之证。

✓ 脾血不足引起的唇炎，可用四物消风饮加减来调理

脾血不足导致的唇炎特征：

- 嘴唇周围颜色变红，皮肤感觉发热发痒。
- 嘴唇本身的颜色反而淡白，嘴唇皮肤干燥起白皮，甚至起皮屑。
- 同时还会有眼睛发干、舌质淡红或者淡白无血色、舌边有齿痕的情况。如果您体质阴虚，则会出现舌质发红、脉弱。

如果以上症状您都有，可以服用四物消风饮加减来调理脾血不足引起的唇炎。

> **药方 四物消风饮加减**
>
> **配方** 生地5克，当归3克，赤芍3克，川芎2克，怀山药3克，白术3克，莲子肉3克，柴胡2克，蝉蜕2克，薄荷2克，麦冬3克，石斛3克，炙甘草2克，炒鸡内金6克，焦三仙各6克。
>
> **做法** 水煎服，早晚各服1次。
>
> **叮嘱** ①孕妇忌用。
> ②用量以4岁孩子为例。

这个方子里用四物汤养血，但方中没有用四物汤原方里的熟地，而是用的生地，因为此时血虚生风，多有热象，往往也会伴有虚热，所以用生地代替熟地。

方子里的四物汤配合了补脾的怀山药、白术等药物，可以滋补脾血。为了消除虚热，还加上了滋阴的麦冬和石斛。

需要注意的是，这种脾血不足的证候，是我在春天所见到的多数情况。此方仅供大家参考，您在让孩子使用时最好是请附近中医根据他的情况帮助加减。

✅ 由其他原因引起的唇炎，要如何调理才好？

除了脾血不足，还有其他原因可以引发唇炎。

①脾胃蕴热型唇炎

患这种证型唇炎的孩子，唇部会红肿灼热，发病迅速，有小水疱，很快破溃、糜烂、流水，有脓血痂，唇周皮肤有黑褐斑，兼见口渴喜饮、口臭便秘、舌质红、舌苔黄腻、脉滑数。

此时，可以用古方双解通圣散加减，这是《医宗金鉴》里面的方子，比较经典。

②肝火犯胃引起的唇炎

患这种证型唇炎的孩子，会脾气急躁，胃部胀闷且隐隐作痛，喜欢吃点凉的食物，小便黄赤，大便干燥，舌两侧红，苔黄干燥。

此时，您可以给他用古方柴胡清肝散之类的方剂来调理。

③典型的阴虚导致的唇炎

表现为手脚心热，心烦，消食快，容易饿，喜欢冷饮，睡觉盗汗，骨蒸潮热，小便黄，脉细数，舌质红，苔薄或者无苔。

此时，可以用济阴地黄丸来调理。其他滋阴的方子，也都可以酌情使用。

患唇炎最重要的是不要用舌头舔。越舔，嘴唇干裂越严重，尤其是孩子，一定要注意。如果大家不想给孩子用药，我给大家推荐两个治疗唇炎的外治方：桃仁猪油膏、鸡蛋黄的油。

外用　用桃仁猪油膏涂抹患处

做法　① 去药店买来桃仁，一次用 30 克，研磨成非常细的桃仁碎。

② 将 50～100 克肥猪肉放在锅里加热，使其变成油，然后关火。

③ 油放温，加入桃仁碎，调和均匀，然后放到冰箱里面，令其凝结成白色的油脂。完成后，您可以每天用桃仁猪油膏涂抹孩子患处，对唇炎的治疗效果甚佳。

此方中，桃仁能活血化瘀，可以改善局部血液循环；猪油药性甘凉，有解毒的作用。曾经有一位老中医对我讲，对于那种难以治愈的褥疮，最有效的治疗方法就是猪油外用。这个桃仁猪油膏的方法也出自《寿世保元》。

> **外用** **用鸡蛋黄的油涂抹患处**
>
> **做法** ① 五六个鸡蛋煮熟后,把鸡蛋黄拿出来捣碎,放到炒勺里面加热。
>
> ② 加热到一定程度后,鸡蛋黄会变得焦黑出油,把这个油倒出来备用。您每天用这个鸡蛋黄的油涂抹孩子患处,也可以起到一定的效果。

☑ 得了唇炎后,平时要如何帮孩子调护?

唇炎虽然能够调理好,但也需要一段时间,其间孩子还是会舔嘴唇,那么日常的调护就很重要。这里也简单地给大家提几点建议:

- 少吃辛辣厚腻的食物,多吃新鲜蔬菜,减少热性水果如榴梿等的摄入。

- 嘴唇干裂时不要让孩子用舌头舔,可以用润唇膏、茶籽油、橄榄油、凡士林膏涂抹。

- 出门时可以戴口罩,保持唇周湿度;回家时可以适当使用加湿器,改善室内湿度;最重要的一点是补足体内津液,在干燥的季节,少量多次地喝乌梅白糖汤,有助于生津化液。

10 为什么说中耳炎是儿童"早期职业病"？

✓ 中耳炎说白了就是孩子中耳的位置发炎了

有的家长问我："我家孩子总是哭闹，用小手去掏耳朵，而且耳朵还流脓，这是怎么回事啊？"还有的家长问："我家孩子反复说自己耳朵特别痒，甚至有次感冒后，他的耳朵竟然发出恶臭，这该怎么办啊？"

虽然这两个孩子的症状看上去不同，但从这两位家长的描述来看，其实两个孩子得的是同一种疾病——中耳炎。

得中耳炎的孩子不在少数，有人将中耳炎戏称为儿童"早期职业病"，这种说法其实并不是凭空捏造的。据调查，有90%的孩子在学龄前都会得中耳炎，并且平均每年发作4次。但随着年龄逐渐增长，大部分人已经"告别"了中耳炎。

中耳炎说白了就是孩子中耳的位置发炎了，而中耳在鼓膜的后

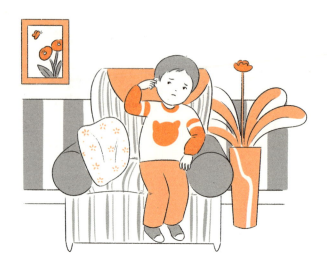

面,所以细菌想要攻击中耳这个地方,只能从一明一暗两个道路来。

"明"指的是外耳道,就是平常我们抠耳朵的地方。一般来说,只要鼓膜没破,细菌就不可能进来。

"暗"指的是咽鼓管,也就是鼻咽跟耳朵的连接通道,这个通道我们看不见,但它确确实实存在。如果孩子患感冒或是鼻炎、鼻窦炎、扁桃体发炎,细菌很容易就顺着咽鼓管进入中耳为非作歹了。

孩子得了中耳炎后,表现为耳区胀痛、耳内有闷胀感或堵塞感、听力下降及耳鸣,有时头位变动可觉听力改善,或伴有发热、头痛、乏力、食欲减退等全身症状。

另外,一旦鼓膜穿孔,可见脓液从孩子的耳中流出,但此时肿胀的症状反而会减轻。

✓ 如何判断孩子是否患了中耳炎？

有时候中耳炎还真不好诊断，问年龄大点的孩子哪里不舒服他就直接说了，但小一点的孩子往往表达不清楚。

有时候孩子得了中耳炎并不流脓，所以家长们也看不见，那我们就需要从别的地方来判断。这里我给大家总结了一下：

- 连续3日发热在37.5 ℃以上，如果吃药不退热，首先要考虑是否患有小儿中耳炎，尽快就诊排查。
- 孩子总是不停地抓、挠、揪、扯耳朵。
- 耳内有积水、异味。
- 孩子变得焦躁爱哭，睡不踏实。
- 孩子时不时摇头，焦躁不安。
- 听力下降。
- 面色发污或肌肤甲错。
- 黑眼圈。
- 偏头痛。
- 经常性的口腔溃疡等。

一旦您家的孩子出现这些症状，就要考虑他是否患了中耳炎。

✓ 孩子患了中耳炎，要如何帮他治疗？

正常来说，如果孩子出现以上症状要及时就医，避免转为慢性中耳炎。

《灵枢·经脉第十》中说："胆足少阳之脉，起于目锐眦，上抵头角，下耳后，循颈行手少阳之前，至肩上，却交出手少阳之后，入缺盆；其支者，从耳后入耳中……"这句话的意思是，在胆经的运行轨迹中，耳朵是必经之地，也就是说耳朵出问题，少不了胆的原因。

而肝和胆互为表里，因此中耳炎的问题，尤其是顽固到长久不愈的慢性中耳炎，主要是肝胆出了问题。

那应该怎么办呢？建议大家试试小柴胡颗粒，它脱胎于张仲景《伤寒论》中的千古名方小柴胡汤，其组成是柴胡、黄芩、半夏、人参、生姜、炙甘草、大枣。小柴胡汤最显著的功效就是治疗肝胆经络相关的疾病，而且不论实火和虚火，也就是说您要是分辨不清孩子是实热还是虚热，都可以试试这个药。

此外，您还可以给孩子外用中耳散。这是治疗中耳炎的古方，效果显著。

> **外用 中耳散**
>
> **配方** 乳香、没药、冰片、甘草。
>
> **做法** 用消毒棉签将耳道洗拭干净,将纸卷成细管或用细塑料管摄入适量药粉,吹入耳道深部,每日4~6次。

这个方子里的冰片是开窍醒神之药,性苦寒,可以清热止痛、泻火解毒、退翳、消肿;乳香则辛、苦、温,善于活血行气止痛,消肿生肌;而甘草的益气复脉之功对于增强机体抵御外邪之力效果显著,能补益正气,祛除中耳炎致病之邪毒,可以从根源上解除慢性中耳炎的威胁。

✓ 在平时怎样让孩子有效预防中耳炎?

对付中耳炎最好的办法不是用消炎药,也不是用中成药,而是要提前预防。其实,我们生活中的很多习惯是导致中耳炎的原因。

● 传统擤鼻涕的方式是把通的那只鼻孔按住,使劲擤那只不通的。成年人无所谓,因为咽鼓管是斜着的,所以用力擤鼻子时,鼻涕就算擤到咽鼓管里去了,也会回流到鼻子里面。而孩子就不一样了,稍微一使劲,鼻涕就到了中耳的部位,所以非常危险。

当孩子需要擤鼻子时，父母可使用一张柔软的纸巾或手绢，轻压一侧鼻孔，然后让孩子用鼻子往外短而快地呼气，反复几次，再换另一个鼻孔。家长还要教孩子轻捏温和地擤，切忌用力过猛。另外打喷嚏也是绝对不允许捏着鼻子的，这个动作极其危险。

- 还有家长发现，孩子耳朵进水之后会引发中耳炎，所以很多家长就很小心，进一点水就要用棉签蘸一下，这样实际上是非常不好的。拿棉签蘸水的时候，水反倒会被棉签引进去。脏水流进去把深处的耳垢泡软而膨胀，更容易为细菌提供滋生的机会，引发炎症。

正确的方法应该是让孩子侧躺在家长的大腿上，使进水一侧的耳朵向下，然后用手掌紧压孩子的耳根，再快速松开，并反复数次，将水"吸"出来；也可以让孩子做张嘴动作，这时候咽鼓管会升高耳道气压，促使水从外耳道流出。

- 远离二手烟环境。有数据表明，孩子如果时常吸入二手烟，患幼儿中耳炎的概率将提升20%左右，同时还会导致上呼吸道疾病，如支气管炎、哮喘等。

3
CHAPTER

让孩子的呼吸系统不上火、不发炎

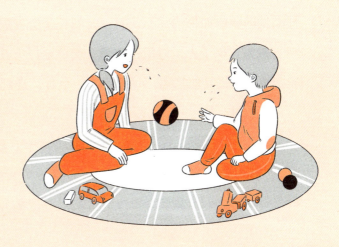

1 孩子咳嗽反复发作、经久不愈，可能患了过敏性咳嗽

✓ 家长怎样判断孩子是否患了过敏性咳嗽？

每年冬季，冷空气到来，气温降低，很多孩子就容易感冒。特别是幼儿园的小朋友，"吸溜""咳咳咳"的声音不绝于耳。

在冬季，外感实在是太常见了。但有的孩子咳嗽一个多月了也不见好，这是怎么回事呢？

咳嗽老不好，最常见的就是家长们都很担心的过敏性咳嗽。这种类型的咳嗽如果治疗不及时，时间长了会发展成哮喘。

大多数孩子患了过敏性咳嗽，会伴随以下几个特点。

- 反反复复地咳嗽，时间超过一个月，迁延不愈。
- 夜间、晨起咳嗽。
- 干咳，无痰，呈痉挛性咳嗽（咳嗽一声连着一声，一阵咳嗽可以从十几声到几十声，持续时间长，并且咳嗽时来不及呼吸，头面会憋得通红，最后还会因为太过剧烈而干呕），喉咙痒。

- 咳嗽通常在天气变化、季节转换时出现，而且活动劳累后、哭闹时往往咳嗽会加重。
- 孩子是过敏性体质（湿疹、荨麻疹、过敏性鼻炎等）或家长有过敏史。
- 应用抗生素治疗效果不好。
- 抗过敏、抗组胺药物停药后会复发。

✓ 帮孩子按揉这几个穴位，就可以调理过敏性咳嗽

要想让孩子恢复正常，首先我们要从过敏性咳嗽的症状上来分析。大多数孩子咳嗽不停是因为咽痒，其主要原因是外感风寒引起的咳嗽没有得到根治，外界的寒邪引发潜伏在身体内的寒邪，内外相合，肺失宣降，从而引发咳嗽。

所以，只要宣肺，帮孩子把寒散出去，同时再帮他增强抵抗力，最后再扶正就可以了——疏风散寒、宣肺止咳、扶正三者同时进行。

给大家推荐可以配合调理的穴位，具体方法如下。

让孩子不上火、不发炎、发育好

● 调理过敏性咳嗽的方法

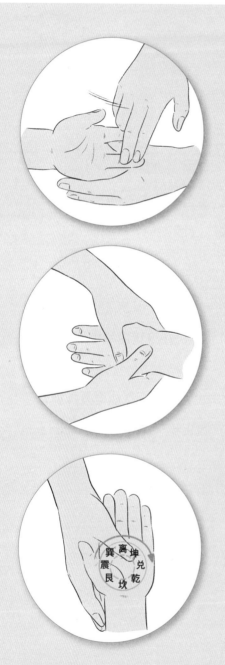

清肝平肺能解表散寒，清热化痰

方法　您可以用一只手固定住孩子的左手，露出孩子的食指和无名指，用另一只手的食指和中指指腹沿着孩子的食指和无名指的指腹面，从指根推向指尖。

时间　一次帮孩子推 10 分钟就可以，力度以孩子舒适为宜。

按揉一窝风，可以散寒

方法　一窝风在手的背面，腕横纹的中点。您可以用左手固定住孩子的手，使背面朝上，用另一只手的大拇指按揉穴位。

时间　一次帮孩子按揉 5 分钟就可以，力度以孩子舒适为宜。

顺运内八卦，可以宽胸、顺气、化痰

方法　在孩子手掌面，以掌心为圆心，以从圆心至中指根横纹的 2/3 处为半径作圆，八卦穴即在此圆周上。在操作内八卦时，家长要用自己的大拇指将孩子的离火掩住，防止扰动心火，运八卦的时候要从家长的大拇指上划过去。

时间　一次帮孩子推 5 分钟就可以，力度以孩子舒适为宜。

按揉膻中，可以清肺化痰，止咳平喘

方法 膻中穴在胸部前正中线上，两乳头连线的中点。您可以面对孩子，用大拇指帮孩子按揉此穴。

时间 一次帮孩子按揉 3 分钟就可以，力度以孩子舒适为宜。

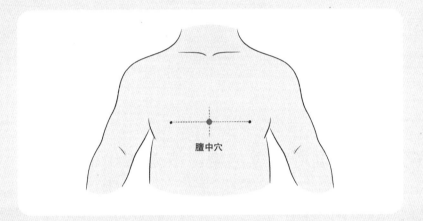

膻中穴

捏积能疏通经脉，提高免疫力

方法 您可以顺着脊柱的方向（从孩子的臀部到颈部），用手指捏着孩子后脊背的皮肤向前捏 3 下，然后提 1 下。让孩子的肚皮离开床面。

时间 一次捏积 3～5 分钟就可以，力度以孩子舒适为宜。

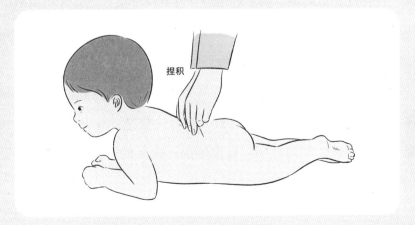

捏积

2 孩子反复呼吸道感染怎么办?

✅ 孩子反复呼吸道感染，多是正气不足

春天是一个万物复苏的季节，不仅花草树木新发绿芽，很多疾病的发病率也增加了，如呼吸道疾病。

但很多家长也发现了，别人家的孩子一年可能就感冒一两次，很少见患什么呼吸道疾病，怎么就自己家的孩子一年到头会得各种肺炎、感冒，到了春天还有加重的趋势，令人头痛不已。这是为什么呢？

这种反复得肺炎、感冒的情况，在临床上属于反复呼吸道感染，像感冒、扁桃体炎、支气管炎、肺炎等这种小儿常见的呼吸道疾病，一年发病超过一定次数，即可称为反复呼吸道感染。

上呼吸道感染简称上感，是包括鼻腔、咽或喉部急性炎症的总称。广义的上感，包括普通感冒、病毒性咽炎、喉炎、疱疹性咽峡炎、咽结膜热、细菌性咽-扁桃体炎；狭义的上感又称普通感冒，是最常见的急性呼吸道感染性疾病。

CHAPTER 3　让孩子的呼吸系统不上火、不发炎

下呼吸道感染包括支气管炎、慢性支气管炎、肺炎、支气管扩张等，是由病毒、细菌等微生物感染引起的。

中医认为，小儿反复呼吸道感染大多是因为人体表面的卫气不足，或屡次感受外邪，邪毒在体内潜藏，时不时出来捣乱导致的，但归根究底还是正气不足。

✅ 生活中哪些情况会导致正气不足呢？

从内因、外因来讲，一共有三种情况会导致孩子正气不足。

①跟父母的身体情况有关

如果父母体弱多病或母亲在妊娠时罹患各种疾病，或胎儿早产、双胞胎、胎气孱弱都有可能使孩子不耐自然界中的不正之风，换句话说就是孩子出生以后，自身的防御力量不足，一感受外邪就会生病。

②家长喂养不当、调护不周

第一种是喂养不当，如母乳不足、偏食厌食、家长肆意喂食肥甘厚腻之物等，都有可能让孩子本就脆弱的脏腑雪上加霜，脏腑功能一旦失调，孩子很容易遭受外邪侵袭。

第二种则是现在很多家庭都有的一个问题。现在孩子的户外活动过少，日照不足，对寒冷的适应能力很弱，就像是阴地的草木和

温室的花朵，脆弱且不耐风寒，一旦有寒流或吃些冷饮，感冒等症就会随即发生，而且还易于传变。当然，现在人们相互传变的机会少，但也要给家长们敲响一个警钟。

③用药不当

现在有的家长可能是过于紧张了，孩子一生病就什么药都给他用，但用得不合适，就会透支孩子的正气。举个简单的例子，一旦孩子在感冒之后服用过多散寒、发汗的药就会损伤阳气，导致他的抵抗力下降，这样反而会造成孩子反复呼吸道感染。

✅ 怎么判断孩子是否患了反复呼吸道感染？

反复呼吸道感染虽然看似是一种现象，但它也有属于自己的分型，肺脾气虚证就是它的证型之一。

这种证型的特点：反复感冒，恶寒怕热，不耐寒凉，肌肉松弛，或伴有低热、咽红不退、扁桃体肿大，或肺炎喘嗽后久不康复等症状，且孩子面黄肌瘦、不爱吃饭、大便次数多且稀、稍微一动就出汗。

一般患反复呼吸道感染的多见于脾肺虚弱、卫阳不足的孩子，或是首次感冒之后治疗不当，解表药剂使用过量，发汗过多，但余毒未尽者。对于这种孩子来说，外邪极易入侵。

✓ 家长如何帮孩子预防和调理呼吸道感染？

中医认为，想要治疗反复呼吸道感染要秉承一个原则：不管受了多少邪气，都抓住正气虚弱和肺脾虚弱来治疗。

我建议大家可以帮孩子找个中医大夫调理，再配合吃一些玉屏风颗粒和六君子丸，这两种中成药在药店都能买到。

在平时家长要如何帮孩子预防呢？

必须从增强孩子的身体抵抗力和防止病邪侵入着手。比如，可以让孩子通过适当的户外活动，多晒太阳，加强体格锻炼，补充营养来增强他的体质。流感流行季节，尽量不要带孩子到公共场所去，不要让孩子过多接触已感染的儿童和成人；天气变化季节，应加强护理，孩子穿的衣服冷暖要适宜，室内空气要流通。

家长也可以帮孩子用食疗的方法改善体质，比如肺脾气虚的孩子，要多吃山药、薏米、牛奶、大枣等食物；阴虚内热的孩子，可以多吃荸荠、百合、麦冬、银耳等。

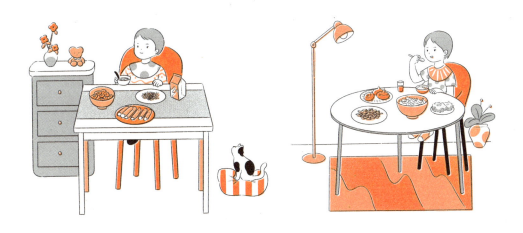

家长对孩子的日常护理有哪些需要注意的？

有些家长怕孩子吃不饱，喂孩子过多的食物。但孩子吃太多，很容易造成积食内热，从而形成生病的内环境，一旦再遇到外部的病邪侵袭、气候变化，孩子就很容易发病。因此，对于容易食积的孩子，家长要注意控制饮食量。

这个病若能及早进行治疗，孩子就能尽早康复，一旦拖的时间长了，就容易出现并发症。家长在帮孩子调理时需牢记"急则治标，缓则治本"的原则，耐心调养肺、脾、肾，注意饮食起居，改善体质，即可取得满意的疗效。

3 孩子的咽峡部长满疱疹，可能是患了疱疹性咽峡炎

✓ 如何判断孩子是否患了疱疹性咽峡炎？

天气炎热时，很多病毒也开始猖獗起来。这时，比较常见的流行病通常是手足口病，还有手足口病"异父异母"的兄弟——疱疹性咽峡炎。

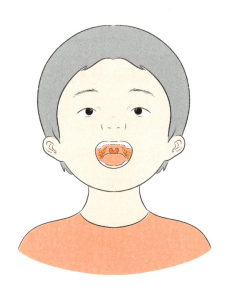

疱疹性咽峡炎是一种常见的具有流行性的病毒性咽炎，一年四季都可能发病。在南方（尤其是华南），夏天是高发期，而且通常在"六一儿童节"前后多发；另一个发作的小高峰是秋季。

疱疹性咽峡炎的症状比较明显，潜伏期通常为2～4天。表现为急剧发热，多为低度或中度发热，偶见40 ℃以上，甚至引起惊厥。这种情况会持续2～4天。

一般年龄大一点的孩子会说自己的咽喉痛，有的咽喉疼痛严重的孩子会影响到吞咽功能。年龄小的婴幼儿则表现为流涎、不爱吃东西、烦躁不安或日夜哭闹等，有时伴头痛、腹痛或肌痛，5岁以下的孩子有1/4会伴发呕吐。

需要注意的是，疱疹性咽峡炎初期症状与一般感冒区别不大，家长对此了解不太多，因此容易把它当作普通感冒而延误治疗。

疱疹性咽峡炎最显著的特点就是咽峡部长满疱疹，先是充血性红点，接着发展为小疱，再接着破溃，形成溃疡。

✓ 大部分患疱疹性咽峡炎的孩子存在脾胃虚弱

疱疹性咽峡炎主要由肠道病毒引起，临床上没有特效的抗病毒治疗，属于可以自愈的疾病。大部分得疱疹性咽峡炎的孩子是普通型，往往不需要治疗就能自行恢复。但少数孩子会比较严重，这种就需要主动去医院诊治了。

一旦大夫确诊孩子得的是疱疹性咽峡炎，就到家长们大显身手的时候了，虽然这种疾病可以自愈，但过程并不好受，所以咱们可以用一点小方法缓解孩子的痛苦。

中医认为，疱疹性咽峡炎是湿热阻滞加上外感导致的。在湿热的夏天，孩子脾常不足，会更频繁地出现积食的情况。一旦积食，脾胃运化食物和水湿的能力会进一步减弱，加上气候特点就很容易有湿。湿和滞没有及时消除，就会蕴热化火，从而生成湿热。

另外，外感暑湿风热也比较容易发病。夏季的特点是暑热夹湿，因此疱疹性咽峡炎在每年的 5 ~ 8 月频发。脾胃乃后天之本，是孩子免疫力的根本。如果孩子脾胃状态不好，就很容易感受外邪。

✓ 几种在家就可调理疱疹性咽峡炎的方法

既然知道了疱疹性咽峡炎的主要致病因素是湿热，我们就可以来选择药物了。

药物调理法

小儿豉翘清热颗粒

该药具有疏风解表、清热导滞的功效，通常用于小儿风热感冒夹滞证。

虽然看起来和疱疹性咽峡炎没啥关系，但中医认为小儿疱疹性咽峡炎起病的内在因素多为饮食伤胃、脾胃积热，而该药含有槟榔、厚朴和大黄，在解表退热的基础上，兼具行气、通便、消滞的作用，所以尤为适合发热伴有便秘、腹胀等胃肠积滞表现的孩子。

金莲清热泡腾片

该药可以清热解毒，利咽生津，止咳祛痰，主治外感热证。

因该药含有石膏，除解毒利咽以外，解肌退热效果也比较好。另外，该药为泡腾片，需要溶解于水方可饮用，不能直接吞服。

外用中成药

外用中成药对咽喉不适也有明显的缓解效果，这类中成药多含有冰片、青黛、玄明粉等。如双料喉风散，主治功能是清热解毒，消肿利咽，用于肺胃热毒炽盛所致的咽喉肿痛、齿龈肿痛；还有冰硼散，主治功能是清热解毒，消肿止痛，用于热毒蕴结所致的咽喉疼痛、牙龈肿痛、口舌生疮。

需要注意的是，这些药物都比较寒凉，一定要确定孩子体内有湿热再用，且不可长期使用。建议家长可以给孩子喝点怀山药水善后。

食疗调理方

在食疗方面，我比较推荐大家给孩子喝三豆饮。

> **食疗** **三豆饮**
>
> **配方** 黄豆、黑豆、绿豆各1把（适量即可，50克左右）。
>
> **做法** 往锅里多加点水，大火熬开，小火慢熬不少于2小时，熬成豆沙状即可。
>
> **叮嘱** 必须当日煮当日喝，不能隔夜，隔夜以后效果会差很多。

在这个食疗方中，黄豆补脾，黑豆补肾，绿豆清热，操作也简便。不必像喝中药那样一天喝3次，可多次喝，不限次数和量，其实也可以把它当作豆沙饮料，但要以孩子可以承受的量次为准。

☑ 关于疱疹性咽峡炎的小问答

①我的孩子是寒湿体质，是不是就不怕得疱疹性咽峡炎了？

不是的，寒湿也可能会变成湿热。

因为身体一直处于动态变化中，寒湿堵而不通，全聚在那里不动，就会形成湿热，身体就容易处于寒热湿夹杂的状态。

如果您发现孩子舌苔白腻，舌质较淡，体内有寒湿时，可以用艾叶给孩子洗澡：抓一把艾叶，小火煮15分钟左右，自然晾凉后，

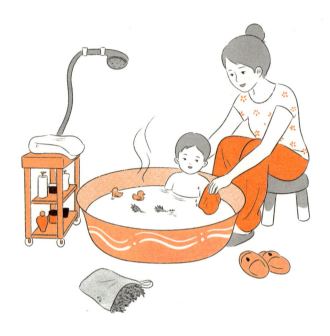

加点开水调温。

每周洗一两次,可以祛寒湿。虚寒体质的孩子,在夏季也可以偶尔用艾叶洗澡来预防。

②如何预防疱疹性咽峡炎?

预防疱疹性咽峡炎也是比较重要的。具体方法有:

• <u>加强隔离</u>:疱疹性咽峡炎具有传染性,所以确诊的孩子尽量待在家中,减少不必要的外出。

• <u>注意手部卫生</u>:勤洗手,尤其是在饭前便后,建议让/给孩子用肥皂或洗手液在流水下洗手。

- **多通风**：定期打开门窗通风，让居室内空气流通，以保证空气清新、温湿度适宜。
- **减少聚集**：疾病流行期间，应尽量避免到人员聚集的场所，孩子及家长都要尽量少串门。
- **加强消毒**：肠道病毒不耐高温，所以孩子玩过的玩具，用过的奶具、碗筷或其他衣物等生活用品应彻底消毒。

消毒方式有用水煮沸、热水浸泡、消毒剂消毒、紫外线灯消毒、漂白粉消毒等。

4 孩子扁桃体发炎怎么办?

☑ 如何判断孩子是否扁桃体发炎?

扁桃体炎是指咽喉部的腭扁桃体出现炎症，引起咽喉肿痛，扁桃体红肿、表面有黄白脓点的咽喉疾病，还可同时伴有畏寒、高热、头痛、食欲不振、全身不适、便秘等症状。中医称为乳蛾。

如果您的孩子出现了上述这些症状，还有明显的咽痛（吞东西时痛得影响到耳部），或哭闹不安，说明他可能是扁桃体发炎了。

小孩子的扁桃体炎，多数是实热证，由外邪侵袭，邪毒积聚在喉部所致。

进入春天后，孩子的扁桃体如果发炎，多数和风热有关，我们称之为"风热乳蛾"。风热犯肺乳蛾的症状有咽喉肿痛（逐渐加剧）、咳嗽，吞咽困难，咽部干燥灼热或痒，伴有发热微恶寒、头痛鼻塞、咽喉红肿（尚未化脓）、颌下淋巴结肿大压痛，舌象多为舌红、苔黄。

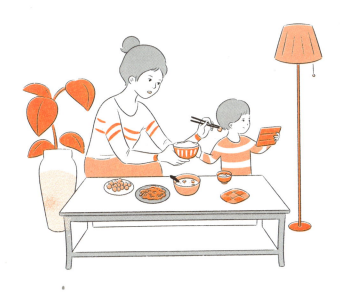

✓ 孩子扁桃体发炎的原因是什么？

儿童扁桃体发炎是很常见的，而且容易反复发作，对孩子的学习和生活都会造成一定的影响。如果家里的孩子频繁出现扁桃体发炎，多数还是因为积食。

通常来说，孩子扁桃体发炎有以下几种原因。

第一，细菌等病原体感染

比如细菌、病毒、寄生虫之类的，都可以导致孩子扁桃体发炎。急性扁桃体炎的病原体有传染性，可以通过飞沫、食物或直接接触传染，所以体质弱的孩子要特别小心。

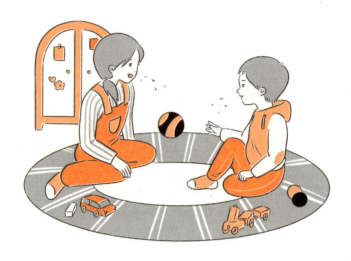

第二,免疫力问题

细菌等病原体存在于正常人的口腔及扁桃体内时,不会引起发病,但当某些诱因(如受凉、过度劳累、烟酒过度、有害气体刺激等)使孩子的全身或局部免疫力降低时,原有病原体大量繁殖或外界病原体侵入体内则可致病。

第三,五官炎症

比如急性咽炎、鼻炎、口腔炎等,如果没有得到有效治疗,也会累及扁桃体。

其实,扁桃体炎的危害性往往大于扁桃体炎本身。也就是说,孩子的扁桃体炎如果处理不好,长时间反复发作,会出现很多并发症,如扁桃体脓肿、气管炎、支气管炎、关节炎、肾病、风湿、心包炎、急性心内膜炎等症。所以,您别看扁桃体炎不起眼,但它的确是我们需要重视的疾病。

✅ 孩子得了急性扁桃体炎（急乳蛾）要怎么调理？

急性扁桃体炎相当于中医里的急乳蛾。急性扁桃体炎一般可以分为3大证型：外感风热、肺胃热盛、阴虚火旺。

①孩子外感风热引起的急性扁桃体炎

孩子脏腑娇嫩，有形的身体和无形的气都没有发育完全，很娇弱，所以孩子最容易被外邪所伤。又因为风邪常兼他邪（寒、热等）合而伤人，且风邪四季皆有，再加上风为阳邪，阳的特点就是热，所以孩子外感风热侵犯咽喉之证最为多见。

症状表现： 咽痛，轻度吞咽困难，伴有发热、恶寒、咳嗽、咳痰等症，咽黏膜充血，扁桃体红肿（未成脓、无明显脓点），舌边尖红，舌苔薄白。

调理方法： 可配用冰硼散、珠黄散或桂林西瓜霜外吹局部患处。

②孩子肺胃热盛引起的急性扁桃体炎

引发这种证型的原因是：外感火热之邪；或寒邪化热入里；或因七情过激，郁而化热；或饮食不节，积蓄为热。儿童日生夜长，生机蓬勃，阴常不足，阳常有余，所以气盛，气盛则易化火，就容易出现肺胃热盛的情况。

症状表现： 咽喉灼热疼痛，有时还会出现耳后疼痛，张口时疼痛会加剧。这样的孩子平时容易积食，发病后口中异味明显，大便干，咳吐黄痰。

调理方法： 您可以选择小儿咽扁冲剂给孩子服用。

③孩子阴虚火旺引起的急性扁桃体炎

引发这种证型的原因是：父母给予的天生体质弱，经常熬夜（夜晚养阴，熬夜则损伤阴液），饮食不均衡（如肉食太多、蔬菜五谷太少、油炸燥热的食物太多）。

症状表现： 咽部干燥、灼热，微痛不适，干咳少痰，手脚心热，精神疲乏，有时出现午后低热，颧骨部位发红，扁桃体暗红、肿大，有时会有少许浓痰，舌质红，舌苔少。

调理方法： 给孩子喝三豆乌梅白糖汤。

食疗　三豆乌梅白糖汤

配方　乌梅3～5个，白糖1调羹或2调羹，黄豆1把，黑豆1把，绿豆1把。

做法　熬水，用小火炖2个小时左右，即可食用。

✅ 孩子得了慢性扁桃体炎（慢乳蛾）要怎么调理？

慢性扁桃体炎的症状表现为咽喉肿痛反复发作、发热、扁桃体红肿、化脓等，严重时会出现很多并发症。慢性扁桃体炎相当于中医里的慢乳蛾。

慢乳蛾多由急乳蛾反复发作转化而来，或是患急性传染病（如猩红热、麻疹、流感、白喉等）后引起的。很多孩子是从发生一次高热或炎症之后才开始反复扁桃体发炎的。

慢性扁桃体炎一般也分为三大类：肺肾阴虚型、脾胃虚弱型、痰热互结型。

①孩子肺肾阴虚引起的慢性扁桃体炎

这种证型多因燥热、痨虫（寄生虫）、久病咳喘、劳累所致。

症状表现：常有低热、咽痛、爱清嗓、咳黄黏痰，或口渴、便秘、食欲不振、尿黄而少等症状。

调理方法：给孩子喝三豆乌梅白糖汤。若偏于肺阴虚可选养阴清肺丸，若偏于肾阴虚可选麦味地黄丸。

> **食疗 三豆乌梅白糖汤**
>
> **配方** 乌梅3~5个，白糖1调羹或2调羹，黄豆1把，黑豆1把，绿豆1把。
>
> **做法** 熬水，用小火炖2小时左右，之后食用即可。

②孩子脾胃虚弱引起的慢性扁桃体炎

孩子先天禀赋不足，或素体脾胃虚弱；后天失于调养，饮食不节，饥饱失常；劳倦过度，忧思日久；大病、久病之后脾胃运化功能容易失常。

症状表现： 通常表现为咽部不适，有异物感，咽干不欲饮、口淡、纳呆、咽痒，咳嗽痰白，可兼见脘腹痞闷、恶心呕吐、少气懒言、四肢倦怠、形体消瘦、大便溏清等症状。有的孩子可能会出现小儿打鼾、吞咽不利、头昏痛反复发作等情况。

调理方法： 家长可以给孩子用点六君子丸，但是这个证型需要慢慢调理，毕竟补脾益胃一向是个大工程。

③孩子痰热互结引起的慢性扁桃体炎

这种情况的孩子症状多见于乳蛾反复发作，或日久不愈，病久则瘀阻脉络，痰浊凝聚发为本病。喉核肥大，触之坚硬。痰热互结是临床比较少见的证型，也是比较难治的证型，方选会厌逐瘀汤。

除了适当选用药物之外，还可以帮孩子进行辅助推拿。

CHAPTER 3　让孩子的呼吸系统不上火、不发炎

● 推拿方法

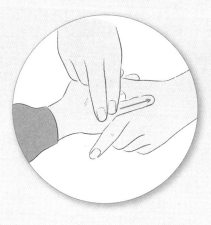

清肺经能清除肺中余热，恢复肺部肃降功能

方法　您可以用一只手固定住孩子的左手，露出孩子的无名指，用另一只手的食指和中指指腹，沿着孩子的无名指指腹面，从指根推向指尖。

时间　一次帮孩子推200下，力度以孩子舒适为宜。

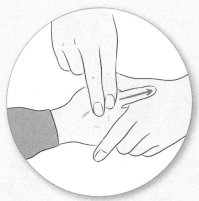

清肝经能疏肝利胆

方法　将孩子手掌心朝上，您可以用一只手固定住孩子的左手，露出孩子的食指，用另一只手的食指和中指指腹，沿着孩子食指的指腹面，从指根推向指尖。

时间　一次帮孩子推300下，力度以孩子舒适为宜。

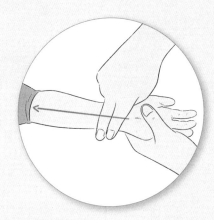

清天河水能解表散寒，清热化痰

方法　您可以用一只手握住孩子的左手腕，用另一只手的食、中两指面，从腕横纹推到肘横纹，从下向上做直推。

时间　一次帮孩子推100次，力度以孩子舒适为宜。

让孩子不上火、不发炎、发育好

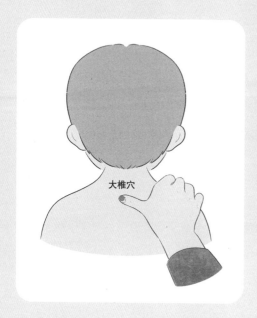

揉大椎能疏通经络，行气活血

方法　您可以用拇指或食指指端按揉第 7 颈椎棘突下（脖子后，低头时最高的那块骨头）。

时间　一次帮孩子揉 150 下，力度以孩子舒适为宜。

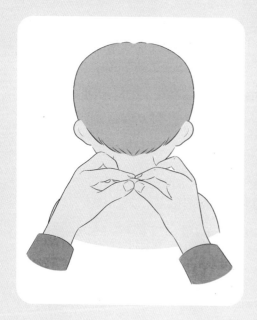

挤捏大椎能清热利咽，发汗解表

方法　您可以用双手拇指和食指对称用力将大椎穴周围的皮肤捏起，并进行挤捏。

时间　一次帮孩子挤捏 5 下，力度以孩子舒适为宜。

日常的食疗调理，我首推白萝卜水。

> **食疗 白萝卜水**
>
> **配方** 白萝卜。
>
> **做法** ① 把白萝卜洗净，切 4～5 薄片，放入小锅里面，加水，淹没萝卜片，然后点火烧开后，再改用小火煮 5 分钟即可。
>
> ② 等水稍凉后，可以给小朋友喝。这个萝卜片此时变得非常软，如果孩子 2 岁以上了，可以让孩子慢慢地嚼，一点点地吃下去。2 岁以内的宝宝可以只喝萝卜水。一般可以连着用 3 天，1 天喝 3 次，会起到很好的效果。

白萝卜水适用于咽喉肿痛、舌质红、脉搏快、咳嗽、痰是黄色的或干咳无痰的孩子。口干口渴或咳嗽频频的孩子都可以喝一些。中医认为，白萝卜味辛甘，性凉，入肝、胃、肺、大肠经，具有清热生津、凉血止血、下气宽中、消食化滞、开胃健脾、顺气化痰的功效。

除此之外，还需要家长和孩子们共同学习几条守则：

①让孩子多锻炼，增强抗病能力，可以预防或减少乳蛾发作。

②饮食有节，少食辛辣炙煿之物，以免脾胃蕴热；按时作息，不妄作劳，以免虚火内生。

③乳蛾急发者应彻底治愈，以免迁延日久，缠绵难愈。

④注意孩子的口腔卫生，及时治疗邻近组织疾病。

扁桃体发炎这个事情，说大不大，但说小也不小。如果您不重视，最后形成了慢性扁桃体炎，那受苦的可是孩子。所以，为了孩子的健康，家长们也需要放下肥甘厚腻食物，给孩子做一个榜样。榜样的力量是无穷的。

5 孩子得了流行性腮腺炎怎么办？

✓ 腮腺炎分为化脓性腮腺炎和流行性腮腺炎

冬季是流行性腮腺炎传染的高发季节，大多数人会把目光放在流感或是感染性腹泻等疾病上，却忽略了感染人数时常位列第二或第三的流行性腮腺炎。

每到这个时候，就能听到很多家长喊，"医生，我家孩子的脸肿了，张口说话或吃饭时都会疼，还有一点点发热，孩子到底是怎么了？"

其实，这有可能就是患了流行性腮腺炎。

腮腺炎，在临床上大体可以分为化脓性腮腺炎和流行性腮腺炎两大类。

化脓性腮腺炎

中医称化脓性腮腺炎为"发颐"，分为急性化脓性腮腺炎和慢性化脓性腮腺炎（又称为复发性腮腺肿胀、斑点状腮腺炎）。感染途径可能是不同因素导致涎液潴留瘀滞、口腔卫生不良，细菌沿腮腺导管逆行进入腺体而发生炎症。急性化脓性腮腺炎多发生于脸颊一侧，而慢性化脓性腮腺炎多以双侧腮腺对称肿大为主，复发性高，但传染性较低，一般不会出现大规模的流行。

流行性腮腺炎

中医称流行性腮腺炎为"痄腮"，是由腮腺炎病毒引起的急性呼吸系统传染病，最受影响的是5～15岁的儿童。主要症状有发热，头痛，腮腺部位疼痛、肿胀等。而且，此种腮腺炎病毒传染性极强，一个喷嚏或者说几句悄悄话都有可能传播病毒。

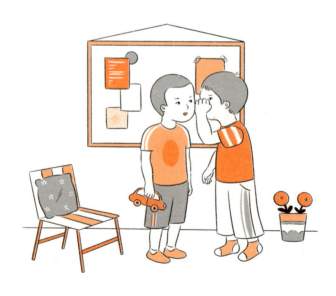

什么是流行性腮腺炎？

流感、猩红热等疾病，一般是冲着人体肺经、胃经去的，因为这两个脏腑都跟口鼻相连。但腮腺炎是冲着足少阳胆经去的。足少阳胆经起于眼外眦（外眼角），经耳前、耳后下行于身体的两侧，最后在两足的第四趾端终止。

腮腺炎的初起期（邪犯少阳证）： 由于胆经遍布全身，所以发生腮腺炎时，邪毒也会随着胆经奔赴机体的各个位置。邪毒凝滞于耳下腮部就会导致腮部肿胀疼痛，郁滞在肌表就会发热恶寒，如果在关节处就会引起关节不利和咀嚼困难，要是攻击头部则会导致头痛，等等。

腮腺炎进入第二阶段（热毒壅盛证）： 如果孩子正气不足，或治疗不及时，有可能会进入第二阶段。第二阶段的腮部症状和热证更严重，通常会出现高热，一侧或两侧耳下腮部肿胀疼痛，坚硬拒按，张口咀嚼困难，或有烦躁不安、口渴欲饮、头痛、咽喉肿痛，伴有颌下肿块胀痛、纳呆、大便秘结、尿少等症，一般孩子的舌头呈红色且苔黄。

孩子得了流行性腮腺炎，家长要学会帮他对症调理

告诉大家这两个证型的特点，就是为了让大家在帮孩子调理时，

选择合适的调理办法，切勿乱用药。

目前，西医尚无治疗腮腺炎的特效药物，抗生素治疗也基本无效。但如果用中医的方法对症治疗，如用推拿、外敷、食疗等方法，还是能起到一定的辅助效果的。

食疗 菜心绿豆汤

配方 绿豆 100 克，白菜心 3 个。

做法 将绿豆放入锅中煮至将熟，加入白菜心再煮 20 分钟。每日 1 剂，分 2 次饮汁吃豆。

功效 疏风清热，可用于流行性腮腺炎初期。

食疗 冰糖炖鸭蛋

配方 冰糖 30 克，鸭蛋 2 个。

做法 将冰糖放在热水中溶化，待水放温后打入鸭蛋搅匀，文火烧熟。每日 2 剂，早晚空腹各服 1 次，连用 5 日。

功效 凉血解毒，比较适合流行性腮腺炎各期。

✓ 在平时如何预防流行性腮腺炎？

首先我们要知道，流行性腮腺炎主要经呼吸道传播，即病毒存在于孩子的唾液和呼吸道分泌液中，通过空气或飞沫传播；也可以通过被感染者唾液污染过的衣服、玩具或公共用具间接传染。所以，就结论而言，从传染途径这方面，我们很难入手。

最好的办法是接种疫苗。18～24月龄的孩子，可以免费接种疫苗，这样就能大概率减少孩子患上流行性腮腺炎的可能。

除此之外，在腮腺炎流行时，您尽量不要带孩子到人群密集的场所去，更不要让孩子与已患有腮腺炎的孩子一起玩耍；经常开窗通风，保持室内空气流通；保持良好的个人卫生，勤洗手，打喷嚏或咳嗽时掩住口鼻；让孩子多参加体育锻炼，增强自身抵抗力。

✓ 得了流行性腮腺炎会不孕不育吗？

现在医学界普遍认为，只有青春期后得流行性腮腺炎才有可能影响生育。因为睾丸和腮腺都是腺体，如果腮腺炎没治好，病毒可能伤及睾丸，破坏睾丸的生精细胞。

所以，青春期前的男孩患上流行性腮腺炎不会影响他们的生育能力，而青春期以后或成年男性患上流行性腮腺炎就有可能影响生育能力。同样，引起双侧卵巢发炎的女性患者，也可能出现不孕的情况，但青春期女性发生卵巢炎的概率仅为5%。

6 咳喘与哮喘，您能分清楚吗？

咳喘与哮喘这两种病只有一字之差，但它们的本质大相径庭。

一般咳喘比较常见，中医认为，咳喘指的是咳嗽引起的喘。就是说咳嗽得厉害了，会出现张口抬肩、呼吸困难，甚至不能平卧的情况。此时用听诊器听诊，会听到孩子的呼吸道有哮鸣音，这主要是因为痰堵在呼吸道，导致患者呼吸不畅。

关于咳喘，在中医儿科教材中，此症名为"肺炎喘嗽"。具体症状以发热、咳嗽、痰壅、气急、鼻煽为主，病情严重的孩子可见张口抬肩，呼吸困难，面色苍白，口唇青紫。

✓ 小儿咳喘的原因分两种

孩子患了肺炎喘嗽，病因主要分为外因和内因两种。

外因主要是感受风邪之后，小儿寒温失调，风邪外袭而生病。风邪一般不是单独存在，多夹热或夹寒。

内因则是我们熟知的小儿肺脏娇嫩，身体防御力弱。如先天禀赋不足，或后天喂养失宜、久病不愈、病后失调等，这些因素都会导致孩子正气虚弱，卫外不固，腠理不密，而易被外邪所侵袭。

✓ 怎样治疗小儿咳喘？

中医一般用治疗感冒咳嗽的方法来治疗咳喘，用"立竿见影"来形容的话，感冒引起的炎症是"竿"，随之而来的咳喘是"影"。最有效的方法就是把竹竿去掉，影子自然就消失了。

对于外感导致的寒证，用宣肺止咳散寒的思路；对于热证，则用清热化痰的方法。所以，治疗咳喘用普通的治疗感冒咳嗽的药物就可以。

风热闭肺型咳喘的主要症状为初起稍轻，发热，微有汗出，怕风，总是口渴想喝水，咳嗽，痰稠色黄，呼吸急促，咽红，舌尖红、苔薄黄。

在治疗方面，我推荐双黄连口服液。此药由金银花、黄芩、连翘3味中药组成，为解表剂，具有疏风解表、清热解毒之功效，可用于外感风热所致的感冒，症见发热、咳嗽、咽痛。

此外，您还可以帮孩子按摩调理。

让孩子不上火、不发炎、发育好

● 按摩调理方法

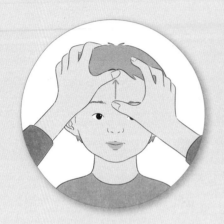

开天门能疏肝理气

方法　您可以用双手大拇指指腹，从两眉头的中心点呈一条直线推至前发际处。

时间　一次帮孩子推 24 下，力度以孩子舒适为宜。

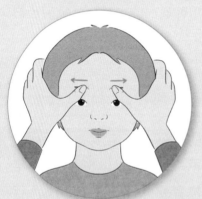

推坎宫能清热解表

方法　您可以用两拇指桡侧自小儿眉心向眉梢同时分推。

时间　一次帮孩子推 24 下，力度以孩子舒适为宜。

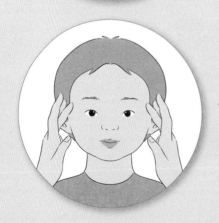

揉太阳穴能发汗解表

方法　您可以用中指指端轻轻按揉孩子的太阳穴。

时间　一次帮孩子揉 24 下，力度以孩子舒适为宜。

CHAPTER 3 让孩子的呼吸系统不上火、不发炎

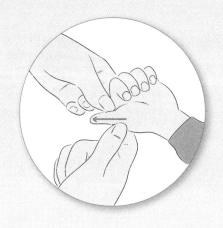

清脾经能清热利湿

方法　您可以用一只手握住孩子的左手拇指，用另一只手的拇指指尖，沿着孩子拇指的桡侧缘，从指根向指尖方向直推。

时间　一次帮孩子推 300 下，力度以孩子舒适为宜。

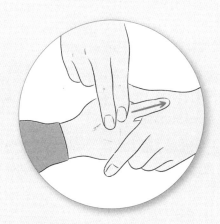

清肝经能疏肝利胆

方法　将孩子手掌心朝上，您可以用一只手固定住孩子的左手，露出孩子的食指，用另一只手的食指和中指指腹，沿着孩子食指的指腹面，从指根推向指尖。

时间　一次帮孩子推 350 下，力度以孩子舒适为宜。

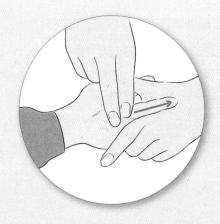

清心经能清泻心火，养心安神

方法　您可以用一只手固定住孩子的左手，露出孩子的中指，用另一只手的食指和中指指腹，沿着孩子的中指指腹面，从指根推向指尖。

时间　一次帮孩子推 400 下，力度以孩子舒适为宜。

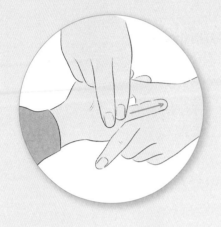

清肺经能清除肺中余热，恢复肺部肃降功能

方法　您可以用一只手固定住孩子的左手，露出孩子的无名指，用另一只手的食指和中指指腹，沿着孩子的无名指指腹面，从指根推向指尖。

时间　一次帮孩子推 450～600 下，力度以孩子舒适为宜。

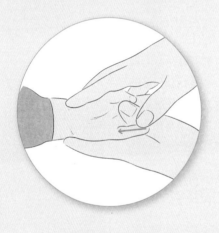

补肾经能补肾气，温下元

方法　您可以用一只手握住孩子的左手，露出孩子的小手指，用另一只手的拇指指腹，从指尖向指根平推。

时间　一次帮孩子推 200 下，力度以孩子舒适为宜。

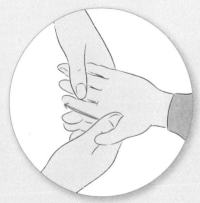

清大肠经能清肠道，导积滞，泻肝火

方法　您可以一只手固定住孩子的食指，用另一只手拇指的指腹，由孩子虎口推向食指的指尖。

时间　一次帮孩子推 150 下，力度以孩子舒适为宜。

CHAPTER 3　让孩子的呼吸系统不上火、不发炎

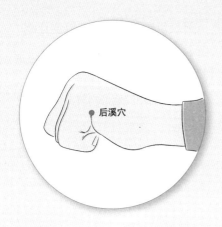

清后溪能清泻火热，化浊利湿

方法　后溪穴在孩子手掌尺侧（小指的外侧），当微握拳，在手的小指本节（第 5 掌指关节）后的远侧掌横纹头赤白肉际处。您可以用拇指指腹按揉后溪穴。

时间　一次帮孩子揉 120 下，力度以孩子舒适为宜。

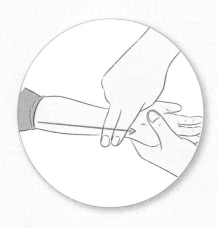

推六腑能清热解毒，退高热，除痰热

方法　您可以用一只手握住孩子左手腕部，固定住防止孩子乱动，用另一只手的拇指或食、中两个手指的指腹，从尺侧肘横纹推向尺侧腕横纹。

时间　一次帮孩子推 150 下，力度以孩子舒适为宜。

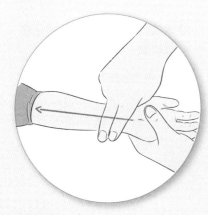

推天河水能解表散寒，清热化痰

方法　您可以用一只手握住孩子的左手腕，用另一只手的食、中两指指腹，从腕横纹推到肘横纹，即从下向上做直推。

时间　一次帮孩子推 150 下，力度以孩子舒适为宜。

让孩子不上火、不发炎、发育好

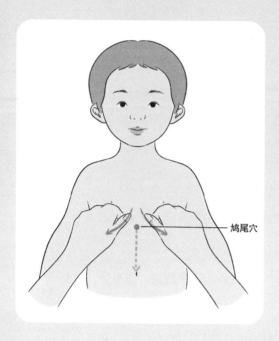

鸠尾穴

开璇玑能理气化痰,降逆止呕

方法　您可以用双手沿着孩子胸肋自上而下向左右两旁分推,再自鸠尾处向脐上直推,按摩腹部。

时间　一次帮孩子推150下,力度以孩子舒适为宜。

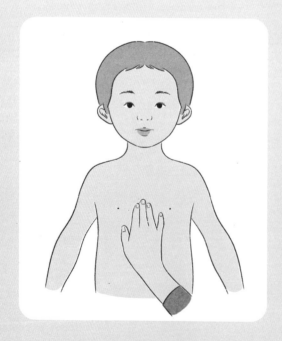

推胸法能宽胸理气,止咳化痰,降逆止呕

方法　孩子躺在家长腿上,您可以用一只手保证孩子安全,另一只手3根手指放在孩子胸部正中,轻轻按推。

时间　一次帮孩子推150下,力度以孩子舒适为宜。

CHAPTER 3　让孩子的呼吸系统不上火、不发炎

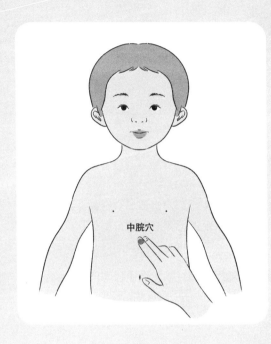

揉中脘能健脾和胃，消食和中

方法　您可以用指端或者掌根按揉肚脐上面4寸，胸骨柄最下端和肚脐连线的中点。

时间　一次帮孩子揉120下，力度以孩子舒适为宜。

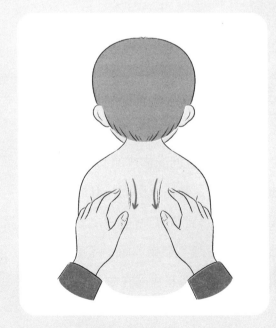

推肺俞能宣肺解表，肃降肺气

方法　您可以用两拇指分别自肩胛骨内缘从上向下推动。

时间　帮孩子推至皮肤发红，力度以孩子舒适为宜。

同时,我再给大家推荐一个食疗方——银杏瓜子汤。

> **食疗 银杏瓜子汤**
>
> **配方** 银杏、甜杏仁各10克,冬瓜子15克。
>
> **做法** 将上述食材粉碎,放入砂锅中,加清水适量,以武火煎开后,再用文火熬30分钟,滤渣取液。每日1剂,分2~3次服完。
>
> **功效** 清热化痰,降气止咳。适用于肺炎咳嗽喉中痰鸣的症状。

✓ 如何区分孩子是得了咳喘,还是哮喘?

中医所说的哮喘,一般是典型的哮喘——发作时喘促气急,喉咙有痰,能听到哮鸣音,呼气延长,情况严重的人不能平卧,呼吸困难,张口抬肩,嘴唇青紫,常在清晨或夜间发作或加剧。

通常来说,哮喘是有宿根的,有的是受风寒引起,有的是吃鱼虾盐卤等引起的。元代著名医学家朱丹溪曾说过,"呼吸之息,不得宣畅而为喘急",他说"喘"是因为呼吸道不顺畅。而"哮喘"这个词,也是朱丹溪提出来的,由此可见,咳喘和哮喘在朱丹溪那里是分得很清楚的。

很多家长很困惑，应该怎么辨别这两者呢？

哮喘主要症状为咳嗽、哮鸣、气喘、呼气延长，多数不发热，常反复发作，多有过敏史。

咳喘主要症状为发热、痰壅（咳嗽痰多）、咳嗽、气急、鼻煽（快速嗅探），多数患者有发热症状。

现在有些孩子得了咳喘，到医院医生用听诊器在胸腔里听到了一些哮鸣音，就诊断为哮喘，然后开激素类药给孩子。其实，西医儿科也是有严格的检查诊断规定的，如儿童哮喘，需要在听诊双肺时听到哮鸣音，可疑病例需要进行支气管舒张试验，呈阳性者方可确诊。但是有的医生简单听一听就确诊为哮喘了，所以很多咳喘的孩子被误诊为哮喘。

孩子被定为哮喘之后，就会进行激素治疗，很多孩子一用激素就是若干年，甚至到最后，孩子每次咳嗽，都要依靠激素来治疗，一旦停药就立刻咳嗽，不知不觉孩子成了激素的依赖者，这对孩子的身体伤害是很大的。

服药一定要对症，要适度。大家在治疗感冒和咳嗽的过程中，如果用了抗生素也不见效，可以尝试找附近的中医帮忙辨证，再使用一下中药，并不一定非用激素不可，这样才能避免更多的儿童被过度治疗。

7 警惕小儿肺炎，年龄越小，发病率越高

✓ 如何判断孩子是否患了肺炎？

前阵子就有家长跟我反映说，自己的孩子反复发热持续 5 天，因为咳嗽、气喘等呼吸道症状不太明显，他一直没往肺炎那边想，没想到去了医院一诊断，就发现是肺炎。还有一些比较小的孩子，一开始只是轻微地咳嗽，谁知孩子吃奶一天天渐少，没有以前那么活泼了，到医院后也被确诊为肺炎。

首先，大家要知道什么是小儿肺炎。我们常说的感冒、流感等，西医称之为急性上呼吸道感染，就是说病位在上方，是比较浅层的。而肺炎属于下呼吸道感染，是由于感染了细菌、病毒、支原体、衣原体等，造成呼吸道的炎症反应，这个病位就比较深了。

面对如此狡猾的"敌人"，家长想要快速地鉴别出孩子患的是不是肺炎还比较困难。您可以通过以下几个方面鉴别孩子得的是不是肺炎。

CHAPTER 3　让孩子的呼吸系统不上火、不发炎

● **鉴别肺炎的方法**

咳嗽和呼吸

判断孩子是否患肺炎需要看孩子有无咳、喘、呼吸困难的情况。若孩子咳、喘较重，静止时呼吸频率加快，两侧鼻翼一张一张的，口唇发青或发紫，就说明病情严重，不可拖延，须尽早到医院治疗。

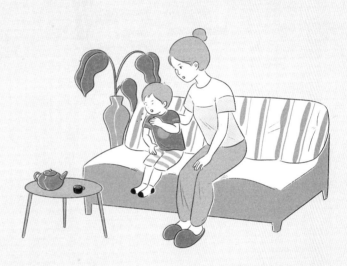

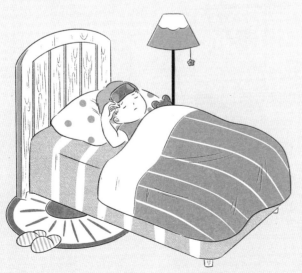

发热情况

孩子患肺炎时大多有发热症状，体温多在38℃以上，且会持续3天以上，退热药只能使体温暂时下降，不久体温便又上升了。

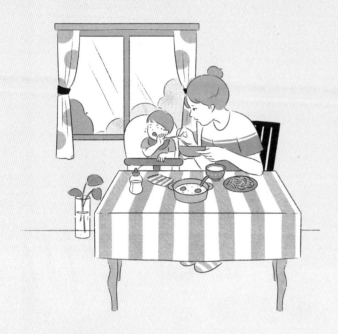

食欲

孩子得了肺炎，会出现不吃东西，或一吃奶就哭闹不安的情况。孩子肺炎确诊后，应少量多餐，饮食清淡，哺乳婴儿可以适当增加每天的喂奶次数，以增强营养与体力。

精神状态

孩子精神状态不佳、口唇青紫、烦躁、哭闹或昏睡，少数孩子可能会出现谵语（胡言乱语），说明孩子病得较严重，得肺炎的可能性较大。

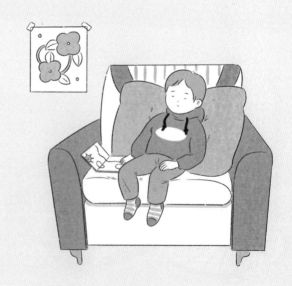

给大家总结四个字：热、咳、痰、喘。

意思就是说，首先孩子会发热，不论是低热还是高烧；其次有咳嗽的症状；再次还有痰，而且感觉到痰很难咳出来；最后孩子开始有喘的表现——有这四个字，家长们就比较好鉴别了。

✓ 孩子为什么会得肺炎？

孩子得肺炎的原因有很多，少部分孩子是过敏、溺水、呛奶等非感染性因素造成的。

用中医来解释，就是小儿肺炎主要有内、外两方面的原因——内因是孩子脏腑娇嫩，肺脏没有发育成熟，功能不完善；外因是孩子感受外邪，导致肺气闭塞而致病。

✓ 孩子得了肺炎，家长要如何应对？

孩子一旦得了肺炎，一般来说，去医院治疗会好得快，效果也比较好。但如果孩子症状不是很重，您也可以在医院开出的治疗方案基础上，适当采取一些调养措施。

肺炎第一阶段：风寒闭肺证、风热闭肺证

风寒闭肺证

此为风寒之邪导致的肺炎。症状多为恶寒发热，无汗不渴，呛咳不爽，咳嗽气急，痰稀色白，舌淡红、苔薄白。

这种情况的孩子，可以适当服用三拗片或者葱豉汤。

三拗片是三拗汤的中成药，源于张仲景，后被《太平惠民和剂局方》卷二收录，由麻黄、杏仁、甘草组成，可以宣肺解表，具有镇咳、平喘、祛痰、镇痛、抗炎、抗菌、抗病毒和抗过敏作用。这种药在药房比较容易买到。

> **食疗 葱豉汤**
>
> **配方** 3厘米长左右的葱白3～7个，淡豆豉30克。
>
> **做法** 上述食材放3碗水熬成1碗水，让孩子大口服下，出汗就能解风寒。
>
> **功效** 葱豉汤具有通阳发汗之功效。

另外还有几个备选的方子，如华盖散、杏苏止咳颗粒、风寒咳嗽颗粒、解肌宁嗽丸等，大家可以自行了解一下。

风热闭肺证

此为风热之邪导致的肺炎，初期孩子会发热怕风，微微汗出，总是口渴想喝水，咳嗽，痰稠色黄，呼吸急促，咽红，舌尖红、苔薄黄。

大家可以适当使用双黄连口服液，但由于此药具有寒凉性质，建议大家最好在医生的指导下使用。此外，麻杏石甘汤、清开灵口服液、止嗽定喘口服液等都是常用药，您可以根据需要，去询问附近的中医。

肺炎第二阶段：痰热闭肺证

痰热闭肺证

痰热闭肺证属于风寒、风热闭肺证的下一个阶段，有高热不退、面红口渴、咳嗽气喘、呼吸困难、唇色红、鼻翼翕动、烦躁不安等症状；严重时会出现高热惊风、呕吐昏迷，舌红苔黄。

您可以选择苇茎汤、小儿肺炎散、金贝痰咳清颗粒、清咳平喘颗粒、橘红颗粒、复方鲜竹沥口服液等。

如果孩子不太想服药，您可以帮他推拿。

● 推拿方法

风寒、风热闭肺可以推这几个位置：

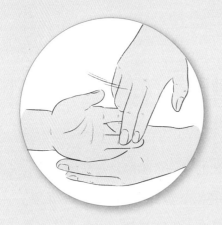

清肝平肺能解表散寒，清热化痰

方法　您可以用一只手固定住孩子的左手，露出孩子的食指和无名指，另一只手的食指和中指指腹沿着孩子的食指和无名指的指腹面，从指根推向指尖。

时间　一次帮孩子推15分钟，力度以孩子舒适为宜。

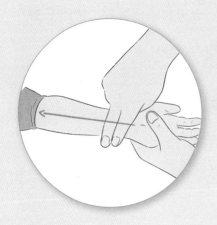

清天河水能解表散寒，清热化痰

方法　您可以用一只手握住孩子的左手腕，用另一只手的食、中两指面，从腕横纹推到肘横纹，即从下向上做直推。

时间　一次帮孩子推10分钟，力度以孩子舒适为宜。

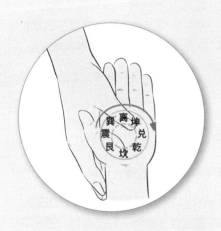

运内八卦能畅调气机

方法　在孩子手掌面,以掌心为圆心,以从圆心至中指根横纹的 2/3 处为半径作圆,八卦穴即在此圆周上。在操作内八卦时,家长要用自己的大拇指将孩子的离火掩住,防止扰动心火,运八卦的时候要从家长的大拇指上划过去。

时间　一次帮孩子揉 10 分钟,力度以孩子舒适为宜。

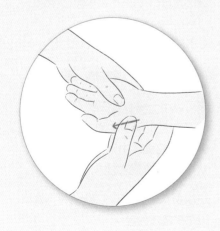

清胃经能清热,和胃降逆

方法　您可以用一只手固定孩子的左手,用另一只手拇指指腹自孩子的掌根桡侧缘大鱼际处向拇指根方向直推。

时间　一次帮孩子推 5 分钟,力度以孩子舒适为宜。

让孩子不上火、不发炎、发育好

痰热闭肺可以推这几个位置:

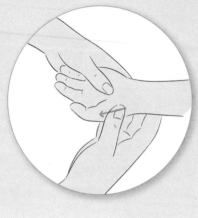

清胃经能清热

方法　您可以用一只手固定孩子的左手,用另一只手拇指指腹自孩子的掌根桡侧缘大鱼际处向拇指根方向直推。

时间　一次帮孩子推 5 分钟,力度以孩子舒适为宜。

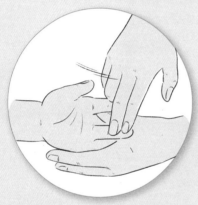

清肝平肺能解表散寒,清热化痰

方法　您可以用一只手固定住孩子的左手,露出孩子的食指和无名指,另一只手的食指和中指指腹沿着孩子的食指和无名指的指腹面,从指根推向指尖。

时间　一次帮孩子推 10 分钟,力度以孩子舒适为宜。

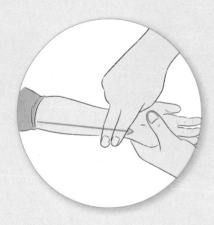

推六腑能清热解毒,退高热,除痰热

方法　您可以用一只手握住孩子左手腕部,固定住防止孩子乱动,用另一只手的拇指或食、中两个手指的指腹,从孩子尺侧肘横纹推向尺侧腕横纹。

时间　一次帮孩子推 15 ~ 20 分钟,力度以孩子舒适为宜。

CHAPTER 3　让孩子的呼吸系统不上火、不发炎

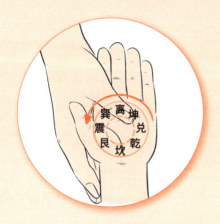

逆运内八卦能降气，化痰止咳

方法　您可以用左手固定住孩子左手，使孩子掌心朝上，右手的拇指按住其离卦，沿着图示圆周的方向进行推运。

时间　一次帮孩子推 15 分钟，力度以孩子舒适为宜。

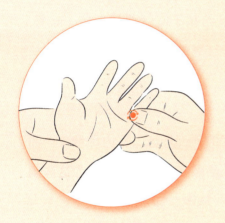

揉小横纹能清郁热，化痰涎

方法　小横纹在手掌，您可以固定住孩子左手，用另一只手的拇指面按在孩子小指根纹下的小横纹处，左右揉。

时间　一次帮孩子揉 10 分钟，力度以孩子舒适为宜。

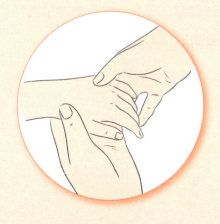

揉二马能扶助正气

方法　二马在手背无名指和小指掌骨小头之间的凹陷中，您可以握住孩子的手掌，用拇指指腹左右揉。

时间　一次帮孩子揉 5 分钟，力度以孩子舒适为宜。

✓ 肺炎的预防措施有哪些？

①及时治疗感冒和支气管炎，如果治疗不及时，病情很有可能发展为小儿肺炎。如果孩子反复发热，咳嗽比较严重，呼吸比较困难，应及时带孩子就医，以免耽误病情。

②平时要注意孩子是否饮食丰富，营养均衡，这样不仅可以保证营养供应，还可以重塑免疫力。

应及时帮孩子调补脾胃，尽量多给孩子吃红薯、小米、玉米、胡萝卜、山药、大枣、茯苓、莲子、红豆等补脾的食物。多带孩子进行户外活动，加强锻炼。

③保持室内空气流通，营造良好的外部环境。室内尽量减少油烟、香烟，做菜时也要避免辛辣味、醋酸味浓的食物，因为这些刺激性味道容易刺激孩子的呼吸道，引发咳嗽，加重症状。

另外，干燥的空气也是引起孩子咳嗽的因素，这时候在家里就可以用加湿器给空气加湿，让空气保持湿润。此外，家长带孩子出门前，最好看看天气预报中的空气质量指数，在空气质量良好的情况下外出活动。

4

CHAPTER

让孩子吃得香、睡得好、长得更高

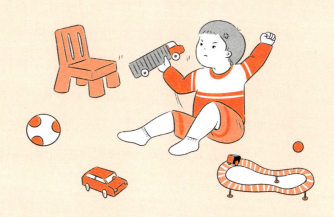

1 如何让孩子的脾胃好?

✓ 绝大多数孩子的脾胃出问题,是因为积食了

我经常收到这样的家长来信,问:"为什么我的孩子总是有鼻炎呢?""为什么我的孩子总是感冒啊?""为什么我家孩子感冒后咳嗽总是不好啊?""为什么孩子总是瘦弱不堪呢?""为什么孩子不怎么长个啊?"……

其实,大家看到的这些问题都是表面现象,这些问题实际上是孩子的正气不足所致。为什么孩子会正气不足呢?因为孩子的脾胃虚弱,而导致孩子脾胃虚弱的原因有很多。

在过去吃不上饭的年代,大多数孩子脾胃不好是饿的,那时候真的吃不上饭,孩子基本上都营养不良、不长个,然后全身浮肿、面色蜡黄。那现在这个年代,孩子的脾胃是怎么受伤的呢?

其实,绝大多数孩子的脾胃出现问题是积食导致的。

✓ 孩子的积食，分为有形积食和无形积食

我给大家讲过，积食分为有形积食（急性）和无形积食（慢性），而无形积食最难处理。

有形积食

有形积食，是孩子吃某种食物吃多了，脾胃堵了所致，会出现嘴里有味、脸上有红斑、大便臭如败卵、肚子明显有鼓胀、舌苔变厚等情况。

孩子吃多了，其实家长是最清楚的。

这种急性的、有形的积食，特别好化，用点焦三仙、炒鸡内金就能帮孩子化掉。

无形积食

很多家长咨询我，说："为什么我的孩子，怎么消积食都消不掉呢？现在我已经不给孩子吃肉了，天天给他喝粥，为什么他的舌苔还是这么厚，甚至喝粥都积食呢？"

其实，出现这种情况，说明孩子已经进入了积食的下一个阶段，也就是无形积食了。无形积食是慢性的，这时候孩子的脾胃已经受伤了。一旦孩子经常积食，且没有及时消积，时间长了他的脾胃就会受伤，他的脾胃运化能力会急剧减弱——原来它可以承担100份的工作量，您一直给它120份，它就积食了。现在它只能承担20份的

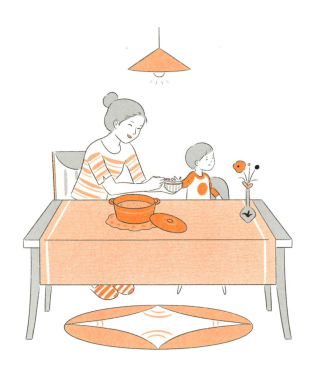

工作量了，此时就算您给它 30 份的工作量，它也会积食。

所以大家一定要明白，当孩子喝粥都积食的时候，则说明他脾胃功能已经特别弱了。这是很多孩子的状态，明明家长已经很注意了，孩子吃得很清淡，消积食的焦三仙也用着，可是他的脾胃就是不好。

当孩子出现有形积食时，可能会感觉不舒服，从而导致身体出现各种问题，只要帮孩子把积食清掉，他的身体马上就能恢复。但是这种无形积食，您会感觉好像怎么都清不掉，这是因为孩子的脾胃特别弱，稍微清一清积食，脾胃就受不了。

孩子之所以脾胃受伤，是因为他的正气不足了，一旦他的正气不足，脾胃弱到一定程度时，整个身体会处于衰退的状态。这种情况如果再严重，往下会发展为疳积。到了疳积的阶段，孩子会像蜘蛛一样肚子大，腿、胳膊非常细；头发打绺，脸色土黄，没有胃口，一吃点东西就腹泻等——疳积是儿科里面的重症，确实很难调。

现在的孩子，可能到疳积程度的不多，但确实有很多孩子就是比同龄的孩子身体弱，有点风吹草动他就先感冒了，平时经常流鼻涕，也不长个，给他多吃点东西他吃不了或吃了就堵、吃了就大便干燥等。

☑ 孩子积食后，要帮他一边消积，一边补脾

有的家长问我，到底怎么消积食和补脾呢？

其实，您可以先给孩子消2天积食，再吃几天补脾消积米补脾；再给他消2天积食，然后再吃补脾消积米（从本质上来讲，补脾消积米就是一些五谷杂粮的集合，里面不仅有大米、糯米、怀山药、薏苡仁、芡实、莲子肉这些具有补脾作用的食材，还有能够消积的炒大枣、焦山楂、炒麦芽和炒鸡内金）。……这样配合起来补脾，叫作"攻补兼施"，就是一边清一边补，两者配合，慢慢补正。

此外，我再给大家推荐一个药方，平时可以给孩子喝。

> **药方** **消积补脾饮**
>
> **配方** 怀山药9克,莲子肉6克,茯苓6克,薏米6克,芡实6克,焦三仙各6克,炒鸡内金6克。
>
> **做法** 每天1服,熬水代茶饮。一般喝1~2周,就可以帮孩子的身体改变局面。

这样的方子,就不是简单用焦三仙来消食导滞了,在"消"的同时,增加了"补"的功能,攻补兼施,这才是调理无形积食(慢性积食)的思路。

这个方子用的都是药食同源之品,可以看作是食疗的思路,但是效果却非常好,对多数积食的孩子,我用的都是这个思路。

古人的方子,都是千锤百炼而来,确实精到。

需要提醒的是:

①方子里面最重要的山药,家长尽量不要选用那种切片横断面是雪白光滑的,这种山药制品多是硫黄熏的,看着好看,但对孩子身体不好。如果在药店买,要买精品的、表面疙疙瘩瘩的山药片。

②方子里面的莲子肉,家长最好不要用被药水泡白的,要选精品。这个我没有实地考察,不敢说里面的门道。据我所知,打磨去皮的是比较好的。

希望家长们都能多懂得一些正确喂养知识,尽量不让孩子积食。

2 为什么孩子能吃却不长个?

✓ 孩子爱吃饭,却长不高,可能是胃强脾弱

一般来说,大部分孩子会经历从厌食、挑食到喜欢大口吃饭的过程,在一定程度上可以认为这是孩子长大了,这是在长身体的表现。但有的家长愁坏了,自家的孩子非但没有不爱吃饭、偏食挑食,反而胃口特别大,不给吃还追着要,但整个人却瘦瘦小小的,没有精气神,甚至一年半载都不见长高、增重。

我认为,这很有可能是孩子胃强脾弱了。

脾胃是负责孩子营养消化吸收最关键的脏腑。消化,分为"消"和"化"。"消"的功能主要体现在胃部,它主要起收纳食物,并把食物分解成小块(食糜一样的东西)的作用;而"化"通常指脾的运化功能,脾可以把食糜"化"成人体所需要的营养物质,然后"运"到全身各处。

如果胃"消"的功能过于亢进，而脾的运化功能跟不上，就是我们说的胃强脾弱。

什么情况会导致胃"消"得厉害呢？胃火太重。

胃火就像一条火龙，一直在吞噬食物，但孩子的脾又非常弱，消化不了那么多食物，虽然孩子吃了，但很多食物没有变成营养，身体其实处于营养不足又拥堵不堪的状态，所以孩子会消瘦、爱生病。

大部分出现这种症状的孩子，是因为经常吃肥甘厚腻、消化不了的食物。胃受纳太过，脾运化无力，脾胃气机不和，所以容易中焦困阻。时间久了，表现出来就是胃强脾弱。

✓ 为什么孩子胃强脾弱还特别爱吃呢？

有很多人不理解，为什么孩子胃里有积滞，还这么爱吃饭呢？

大家可以换位思考，我们现在说的是胃强脾弱，但如果是胃弱，会出现什么状态？比如有时候我们一下子吃很多，第二天胃口肯定会受影响，不想吃饭，这是因为胃的收纳功能出了问题。

如果是胃功能亢进（胃强），就会感觉胃总是空空的，一直想吃东西，那"积"去哪了？答案是脾。胃没事，脾不行了，脾运化不了这么多东西，就会出现积滞，从而影响孩子吸收营养——表现为很爱吃东西，但是不长肉。

除了吃很多食物不长肉之外,一些看上去是"上火"的症状也可能是胃强脾弱的表现,比如经常出现口腔溃疡、烂嘴角、有口气、大便燥结、排便困难、有眼屎等。

除此之外,孩子还会有脾虚的表现,如盗汗、出虚汗,睡觉的时候喜欢趴着睡、跪着睡等。家长在平时可以通过观察孩子舌象,来判断他是否胃强脾弱了。通常,胃强脾弱的孩子舌中部的舌苔都比较厚,这说明脾胃有积滞;而舌质偏红,则说明孩子体内有热。

同时,胃强脾弱的孩子往往都是黄黄瘦瘦的,生长发育也缓慢。此外,孩子的脾一虚弱,他的肝火就会显得亢盛(肝木克脾土),孩子也容易发脾气。

✓ 孩子胃强脾弱,要怎么帮他?

那应该怎么帮助这种令人头痛的孩子呢?

我的建议是分三步走:消积食、补脾、清胃热。

消积食

首先要把积食消了,才能让脾缓一缓。给孩子用焦三仙煮水喝是不错的选择。

> **药方** **焦三仙水**
>
> **配方** 焦山楂、焦麦芽、焦神曲各6克。
>
> **做法** 熬水。
>
> **叮嘱** 5岁以上的孩子,一天喝3次,一般连喝2～3天即可。5岁以下的孩子,可以酌情减量,比如3岁以下用一半的量等。

焦山楂能够消食健胃,行气散瘀,常用于肉食积滞、胃脘胀满、泻痢腹痛的情况。大家也不用过于担心"是药三分毒",相信平时孩子也没少吃冰糖葫芦、山楂卷、山楂糕之类的食物,焦山楂与之相比要健康许多。

焦麦芽属于粮食类,也很健康。把大麦炒至焦黄后,喷洒清水,再晒干之后制成。可以行气消食,健脾开胃。常用于食积不消、脘腹胀痛、脾虚食少、肝胃气痛等情况。

焦神曲一般就是用面和麸皮,加点杏仁粉、赤小豆粉,以及青蒿等药物的汁液发酵而成,但最主要的成分是面和麸皮,其他的只有少许。

补脾

脾经过长时间的"折磨"之后,家长一定要帮孩子补一补。平时多给他吃怀山药、薏米、芡实等五谷杂粮,可以起到补脾的功效。

除此之外,再给大家推荐一个补脾益气、安神滋阴的食疗方。

> **食疗 粟米山药粥**
>
> **配方** 粟米 50 克,怀山药 25 克,白糖适量。
>
> **做法** 将粟米淘洗干净,山药去皮洗干净后切成小块。锅里放入适量清水,加粟米和山药块,用文火煮至粥烂熟,放入白糖调味煮沸即成。

清胃热

想要帮孩子清胃热,可以在上面的食疗方中加一些生地、沙参、麦冬、石斛之类的药物。

除了上面的"三步走"之外,用推拿的方法帮孩子调理也特别好。

● 按摩调理方法

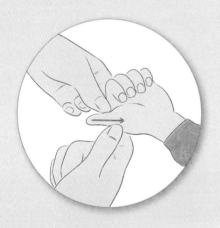

补脾经能清热利湿

方法　您可以用一只手握住孩子的左手拇指，用另一只手的拇指指尖，沿着孩子拇指的桡侧缘，从指尖向指根方向直推。

时间　一次帮孩子推 200~300 下，力度以孩子舒适为宜。

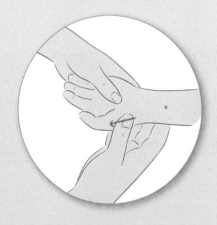

清胃经能清热，和胃降逆

方法　您可以用一只手固定孩子的左手，用另一只手拇指指腹自孩子的掌根桡侧缘大鱼际处向拇指根方向直推。

时间　一次帮孩子推 100~300 下，力度以孩子舒适为宜。

CHAPTER 4 让孩子吃得香、睡得好、长得更高

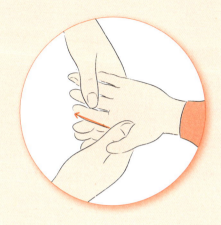

清大肠经能促进排便,将脾胃之热排出

方法 您可以一只手固定住孩子的食指,用另一只手拇指的指腹,由孩子虎口推向食指的指尖。

时间 一次帮孩子推 100～300 下,力度以孩子舒适为宜。

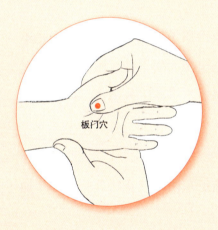

板门穴

运板门能消食化积导滞,止泻、止呕

方法 板门穴在拇指下,手掌大鱼际平面中点。您可以用一只手固定住孩子的左手,另一只手用大拇指指腹在大鱼际平面的中点按揉。

时间 一次帮孩子揉 100～300 下,力度以孩子舒适为宜。

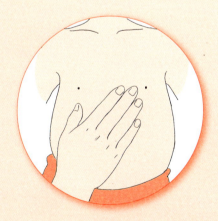

摩腹能消滞健脾

方法 让孩子躺在床上,您可以用手掌面呈环形按摩孩子腹部。

时间 顺时针和逆时针各操作 1～2 分钟。

另外，家长也要注意以下几点。

第一，为孩子准备清淡易消化、饱腹感强的食物

胃强脾弱的孩子，每一餐最好以清淡为主，少吃肥甘厚腻的食物，肉类要减量，但不能纯素，让孩子有一个适应的过程。胃强脾弱的孩子总是会喊饿，您不要给孩子吃那么多，尽量让他们吃一些饱腹感强的食物，比如馒头、番薯、南瓜、香蕉，以及一些富含植物纤维的食物，孩子就不那么容易饿了。

第二，不要随便给孩子喝凉茶

有的家长说了，孩子有胃火那我给孩子喝凉茶行吗？肯定是不行的，胃强脾弱的孩子往往有虚火，出现大便干硬、眼屎多、口臭等症状，凉茶是比较寒凉的，不仅解决不了孩子的虚火，还会使孩子越喝越虚。

第三，睡前不给孩子吃东西

孩子的脾胃需要休息，睡前给孩子东西吃就意味着脾胃要"加班"，对他的脾胃没有任何好处。

3 胖娃多痰湿，要常喝荷叶粳米粥

✅ 什么样的孩子算肥胖？

经常有家长问我："孩子太瘦小了，吃点什么好啊？孩子不长肉要怎么增重？"

如果孩子平时没什么病，只是瘦小一点，其实完全不用担心，孩子太胖反而不是什么好事。

很多家长不以为然，觉得孩子胖点怎么了，又不影响什么。这您可就错了，肥胖的危害其实是很大的。肥胖不仅会影响孩子的生长发育，还容易导致孩子出现脂肪肝、动脉粥样硬化、冠心病、呼吸道疾病等问题，甚至还会对孩子的性格、情志造成不良的影响。

所以，一味地给孩子增重也不一定是好事，如果您发现孩子体重超标，需要及时督促孩子减肥。

那怎么知道孩子是不是超重了呢？这里有个简单的公式。

月龄	体重/kg
≤6个月	3+0.7×月龄
7~12个月	7+0.5×（月龄-6）
2~12岁	8+2×年龄

注意：同一年龄孩子的体重存在个体差异，其波动范围不超过正常均值的10%，体重超过正常均值20%以上为肥胖症，体重低于正常均值15%以上为营养不良。

✓ 脾虚的孩子痰湿重，多肥胖

孩子肥胖的主要原因有两点。

脾虚生痰湿

一般我们认为，孩子肥胖主要和脾虚有关。可能家长们都知道，脾胃虚弱会让孩子吸收不好、生长迟缓、个子瘦小，但还有一点您可能没有意识到——脾虚也会引起孩子肥胖。

举个简单的例子，大家身边一定有一两个成天应酬的人，他们去饭店吃饭一般都是山珍海味、珠翠之珍，这些人吃得很好，但他们的身体状态反而最差。因为人的脾胃能接受十分的食物，您吃个七八分正好，他们却天天给脾胃十二分的食物，这样势必会伤到脾胃。喂养孩子也是一样，喂养不当也会让孩子身心失调，我们现在给孩子吃了太多高营养的东西,其中有很多营养是他们身体不需要的,结果孩子的身体反而会失常——脾虚。

一方面孩子的脾无力运化,脾气积住了、堵住了,该排出体外、代谢的废物运化不掉;另一方面您还在给他的胃不断地增加食物,最后孩子的身体就会形成另外一种格局,营养全堆结在脾胃——这会导致体内痰湿过剩,继而引起小儿肥胖。

情绪失控,酿生痰湿

除了脾虚之外,情志不畅(情绪不好)也会导致孩子肥胖。孩子情绪不好,容易导致身体的气机升降失常,水液运化失衡,也会导致体内痰湿过剩,久而久之孩子会变得肥胖臃肿。情志受损导致肥胖的孩子大多是痰湿体质,因为脾虚,无力运化,更加容易受到寒湿邪气的侵扰和饮食喂养不当的影响。

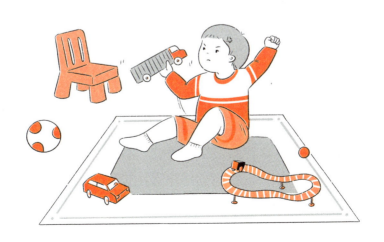

平时家长应适当增加孩子的户外活动时间，帮孩子振奋阳气，少给他们吃滋腻黏滞的食物，少吃甜食、油腻之物，多吃清淡新鲜的瓜果蔬菜。

怎么判断孩子体内是否有痰湿呢？

不知道大家发现没有，肥胖的孩子大多数身体很"虚"。他们虽然看着很敦实，但身上的肌肉都是松松垮垮的，其实这就是痰湿体质。

痰湿体质的孩子看上去形体偏胖，有的偏重（但也有的看着胖，体重却正常），脸色偏白，缺少红润的色泽，表情不是很丰富，动作稍显缓慢。平时怕冷还容易出汗，跟其他孩子穿同样厚的衣服，相比之下手脚会更冷。爱睡觉，有的孩子还会有轻微的鼾声。更喜欢吃甜的、油炸的零食，吃正餐时食欲较差，吃多了还容易腹胀。排便黏滞，感冒时比其他孩子更多伴有咳嗽、咳痰的症状，还不容易康复。嘴唇和舌色偏淡白，舌边的牙齿印（齿痕舌）时有时无，舌苔白滑或厚腻，指纹青滞。

✓ 痰湿肥胖的孩子要常吃荷叶粥，多做经络推拿

如果您发现孩子已经有变成小胖墩儿的趋势了，我建议给孩子清一清体内的痰湿。可以给他做荷叶粥吃，荷叶有生津降浊、祛除痰湿的作用。

> **食疗 荷叶粥**
>
> **配方** 新鲜荷叶 6 克，粳米 100 克，冰糖适量。
>
> **做法** 将鲜荷叶洗净煎汤，再用荷叶汤同粳米、冰糖煮粥。
>
> **叮嘱** 里面还可以放一点炒萝卜子、莱菔子。炒莱菔子能够化痰，量不要多，比如说 3 克荷叶，可以配 1 克莱菔子。家长可以让孩子经常喝萝卜汤、吃萝卜丝，都有利于消除孩子体内的痰湿。

在平时还可以配合一些推拿方法，对孩子的身体也很有帮助。

让孩子不上火、不发炎、发育好

● 按摩调理方法

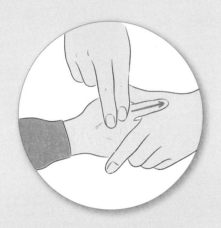

清肝经能疏肝利胆

方法 将孩子手掌心朝上,您可以用一只手固定住孩子的左手,露出孩子的食指,用另一只手的食指和中指指腹,沿着孩子食指的指腹面,从指根推向指尖。

时间 一次帮孩子推300下,力度以孩子舒适为宜。

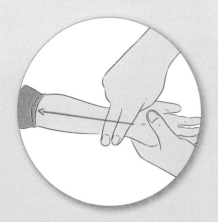

清天河水能解表散寒,清热化痰

方法 您可以用一只手握住孩子的左手腕,用另一只手的食、中两指面,从腕横纹推到肘横纹,即从下向上做直推。

时间 一次帮孩子推100下,力度以孩子舒适为宜。

CHAPTER 4　让孩子吃得香、睡得好、长得更高

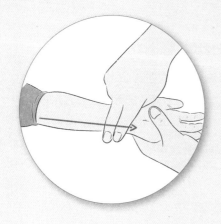

推六腑能清热解毒，退高热，除痰热

方法　您可以用一只手握住孩子左手腕部，以防止孩子乱动，用另一只手的拇指或食、中两个手指的指腹，从尺侧肘横纹推向尺侧腕横纹。

时间　一次帮孩子推150下，力度以孩子舒适为宜。

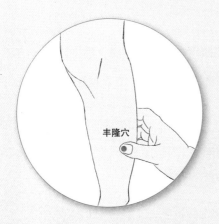

按揉丰隆能减肥消脂

方法　丰隆穴在小腿前外侧，在外踝尖上8寸，条口穴外，距胫骨前缘二横指处。您可以用左手固定住孩子的小腿，用另一只手拇指按揉。

时间　一次帮孩子揉150下，力度可以稍重一些。

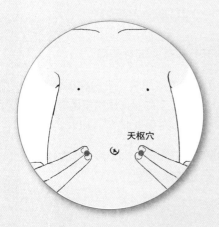

揉天枢能疏调大肠，理气消滞

方法　天枢穴在肚脐旁2寸(约一指)的地方，左右各一个。用食指和中指点按两侧的天枢穴，轻轻地按揉。

时间　一次帮孩子揉150下，力度以孩子舒适为宜。

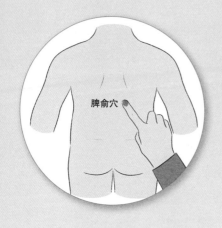

按揉脾俞能健脾行胃，祛湿化痰

方法 脾俞穴在第 11 胸椎棘突下，旁开 1.5 寸处。您可以让孩子趴在自己的腿上，用食指按揉。

时间 一次帮孩子揉 150 下，力度以孩子舒适为宜。

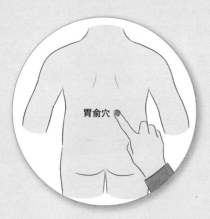

按揉胃俞能和胃健脾，理中降逆

方法 胃俞穴在第 12 胸椎棘突下，旁开 1.5 寸处。您可以让孩子趴在自己的腿上，用食指按揉。

时间 一次帮孩子揉 150 下，力度以孩子舒适为宜。

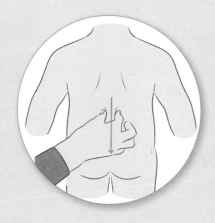

推下七节骨能泻热通便

方法 您可以用食、中两指指腹着力，自孩子的第 4 腰椎至尾椎骨端从上向下做直推。

时间 一次帮孩子推 100 下，力度以孩子舒适为宜。

CHAPTER 4　让孩子吃得香、睡得好、长得更高

如果孩子面白舌淡，就加上：

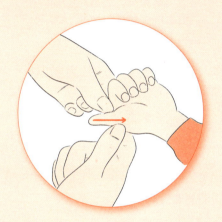

补脾经能健脾利湿

方法　您可以用一只手握住孩子的左手拇指，用另一只手的拇指指尖，沿着孩子拇指的桡侧缘，从指尖向指根方向直推。

时间　一次帮孩子推300下，力度以孩子舒适为宜。

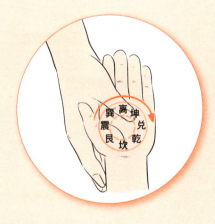

运内八卦能畅调气机

方法　在孩子手掌面，以掌心为圆心，以从圆心至中指根横纹的2/3处为半径作圆，八卦穴即在此圆周上。在操作内八卦时，家长要用自己的大拇指将孩子的离火掩住，防止扰动心火，运八卦的时候要从家长的大拇指上划过去。

时间　一次帮孩子揉200下，力度以孩子舒适为宜。

让孩子不上火、不发炎、发育好

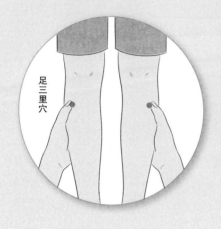

按揉足三里能健脾益气

方法 将孩子的四个手指（2～5指）放在膝盖外边圆形凹陷处，第5指下面就是足三里穴。您可以用一只手固定孩子的腿部，另一只手用大拇指轻轻按揉。

时间 一次帮孩子揉200下，力度以孩子舒适为宜。

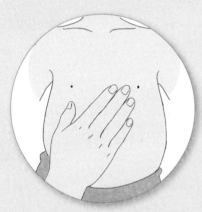

摩腹能消滞健脾

方法 让孩子躺在床上，您可以用手掌面呈环形按摩孩子腹部。

时间 顺时针和逆时针各操作150下。

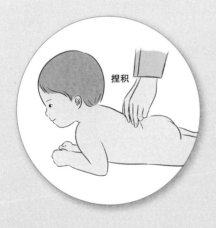

捏积能疏通经脉，提高免疫力

方法 您可以顺着脊柱的方向（从孩子的臀部到颈部），用手指捏着孩子后脊背的皮肤向前捏3下，然后提1下。让孩子的肚皮离开床面。

时间 一次捏积5遍就可以，力度以孩子舒适为宜。

CHAPTER 4　让孩子吃得香、睡得好、长得更高

> 要是孩子面红舌红，就加上：

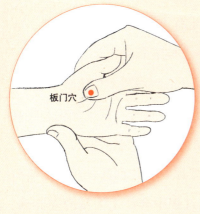

揉板门能化积滞

方法　板门穴在拇指下，手掌大鱼际平面。您可以用一只手固定住孩子的左手，另一只手用大拇指指腹在大鱼际平面的中点按揉。

时间　一次帮孩子揉 200 下，力度以孩子舒适为宜。

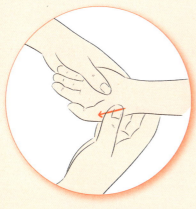

清胃经能清热，和胃降逆

方法　您可以用一只手固定孩子的左手，用另一只手拇指指腹自孩子的掌根桡侧缘大鱼际处向拇指根方向直推。

时间　一次帮孩子推 300 下，力度以孩子舒适为宜。

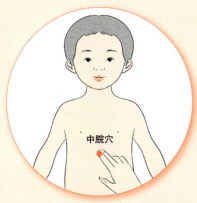

揉中脘健脾和胃，消食和中

方法　您可以用指端或者掌根按揉肚脐上面 4 寸，即胸骨柄最下端和肚脐连线的中点。

时间　一次帮孩子揉 200 下，力度以孩子舒适为宜。

✅ 这几种食物，尽量不要给家里的小胖娃吃

大家都知道对待小胖墩儿要在一定程度上限制他们的饮食，要吃低盐、低糖、低油的食物，少吃肉，多吃五谷杂粮。

但这里有几样食物，大家也要多加小心，尽量不要给孩子吃。

①番茄酱。虽然番茄酱中有番茄红素，具有一定抗氧化和提高免疫力的功效，但是一般的番茄酱含糖量却在15%~25%。

②吃烤鸭时的蘸酱。烤鸭酱的主要原料是甜面酱，而甜面酱虽然在制作时并不会加糖，但是在发酵过程中会产生大量的麦芽糖、葡萄糖等。

③浓缩果汁。很多家长觉得浓缩果汁很好，能控制孩子喝饮料的欲望，但实际上市面上大部分果汁含糖量在10%左右，而浓缩果汁由于水分减少，所以糖分含量至少增加了一倍。

4 孩子口臭不自知，要吃大山楂丸，喝陈皮水

✓ 孩子这么小怎会有口臭呢？

很多家长问我："我家孩子看着挺健康的啊，平时都刷牙，他怎么这么小就有口臭呢？"

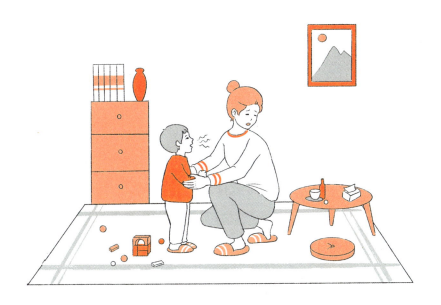

在生活中我们肯定会碰到有口臭的人,其实,大部分有口臭的人并不是不爱干净,而是他们的体内多多少少出现了一些问题。

什么是口臭呢?

现在,世界卫生组织已将口臭作为一种疾病来报道。在全球患有口臭的人中,只有极少一部分人是因为长期不注意卫生,导致口腔中有未治疗的龋齿、牙龈炎、牙周炎及口腔黏膜病等进而引起口臭。

☑ 导致小孩子口臭的原因有哪些?

《诸病源候论》记载:"口臭,由五脏六腑不调,气上胸膈。……冲发于口,故令臭也。"可见,口臭与人体的五脏六腑均有关联,而"脾气通于口""口者脾之候",说明口臭与脾的关系最为密切。一般的小儿口臭分两种证型:积食和脾虚湿盛。

积食

小孩子积食是老毛病了,因为胃主要收纳腐熟食物,在平时,如果家长懂得帮孩子控制饮食,让孩子的胃肠工作有规律,则食物可以跟随下降的胃气到小肠并被排出体外。

孩子的消化系统尚待发育,脾常不足,如果家长一味地宠爱孩子，什么都给他吃，就很有可能造成孩子的脾脏"消化"不及，脾升胃降的规律紊乱，没有下降的胃气就会往上走而发生口臭。

像这种积食的孩子，大多口中酸腐气重，肚子胀，有时还会肚子痛，不爱吃饭，吃多了容易吐，经常打嗝，大便不爽，但在排气后大便会通畅。

如果孩子的口臭是饮食积滞导致的，可以考虑给孩子买点大山楂丸吃，它是最常用的消食导滞的药物。方子中含有山楂、六神曲（麸炒）、炒麦芽，主要作用是消除肉积，对于肉食吃多了的孩子，具有非常好的效果。

脾虚湿盛

脾虚湿盛的孩子，通常口内臭味重腐味轻，爱吃甜食，口中黏腻，不爱喝水，身体困倦，容易干呕（但无呕吐物），舌苔白腻或黄腻。脾虚为本，痰湿为标。家长帮孩子调理时，在化痰湿的基础上要兼顾益气补脾。

您可以给孩子喝点陈皮水，陈皮有理气健脾、燥湿化痰的作用，对孩子有一定的好处。

除此之外，给孩子按摩也是不错的选择。

让孩子不上火、不发炎、发育好

● 按摩调理方法

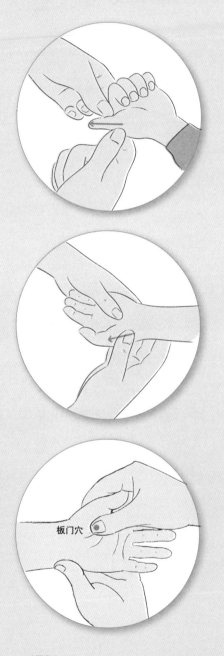

清脾经能健脾利湿

方法　您可以用一只手握住孩子的左手拇指，用另一只手的拇指指尖，沿着孩子拇指的桡侧缘，从指根向指尖方向直推。

时间　一次帮孩子推 300 下，力度以孩子舒适为宜。

清胃经能清热，和胃降逆

方法　您可以用一只手固定住孩子的左手，用另一只手拇指指腹自孩子的掌根桡侧缘大鱼际处向拇指根方向直推。

时间　一次帮孩子推 100 ~ 300 下，力度以孩子舒适为宜。

揉板门能消食健脾

方法　板门穴在拇指下，手掌大鱼际平面中点。您可以用一只手固定住孩子的左手，另一只手用大拇指指腹在大鱼际平面的中点按揉。

时间　一次帮孩子揉 30 ~ 50 下，力度以孩子舒适为宜。

CHAPTER 4 让孩子吃得香、睡得好、长得更高

顺运内八卦能行气消积

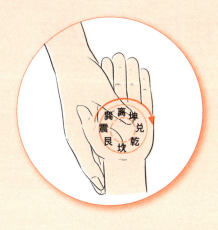

方法 在孩子手掌面，以掌心为圆心，以从圆心至中指根横纹的 2/3 处为半径作圆，八卦穴即在此圆周上。在操作内八卦时，家长要用自己的大拇指将孩子的离火掩住，防止扰动心火，运八卦的时候要从家长的大拇指上划过去。

时间 一次帮孩子推 100～300 下，力度以孩子舒适为宜。

推下七节骨能泻热通便

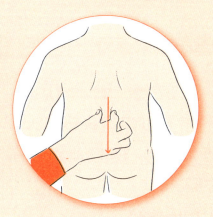

方法 您可以用食、中两指指腹着力，自孩子的第 4 腰椎至尾椎骨端从上向下做直推。

时间 一次帮孩子揉 30～50 下，力度以孩子舒适为宜。

顺时针摩腹能消滞健脾

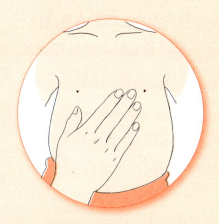

方法 让孩子躺在床上，您可以用手掌面呈环形按摩孩子腹部。

时间 按摩 3 分钟，力度以孩子舒适为宜。

5 孩子好几天才排便，可以吃健脾润肠粥

☑ 便秘对孩子的身体有哪些危害？

很多人认为养孩子，无非就是吃、喝、拉、撒、睡，但就是这简单的五件事，却让人操碎了心。有一个家长曾问我："孩子好几天才排一次大便，而且每次排便都要使出吃奶的劲，拉出来的大便又粗又硬。孩子这样是不是便秘了？我应该怎么办？"

到底什么是便秘？就只是单纯的排便不通畅么？

并不是。便秘是孩子常见的消化系统疾病之一，主要表现有排便困难、次数减少、大便干结等。孩子长期便秘会使其恐惧排便，甚至出现反应迟钝、注意力不集中、缺乏耐性、喜哭、贪睡、不爱说话等。

除了这些精神上的危害之外，最直观的危害就是造成孩子身体的急性损伤，如肛裂或急性肠道损伤——孩子排不出便就会用力，

CHAPTER 4　让孩子吃得香、睡得好、长得更高

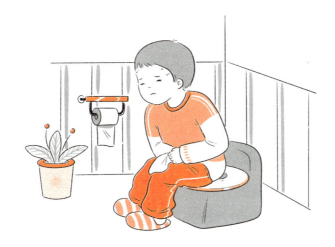

这种情况很容易出现肛周撕裂。有时候孩子排的便便带血，就是这个原因。

功能性便秘占儿童便秘的90%以上，是比较常见的便秘类型。它由非器质性因素（非器质性疾病指多种原因引起的机体某一器官或某一组织系统发生的疾病）引起，跟器官没什么关系。

✓ 怎么知道孩子便秘了？

怎么判断孩子是不是便秘呢？

目前，我国诊断儿童便秘的标准一直是沿用国外的，也就是国际上应用最广泛且最规范的罗马Ⅲ诊断标准。

新生儿/幼儿功能性便秘罗马Ⅲ诊断标准

- 排便≤2次/周。
- 在自己能控制排便后至少有1次/周失禁发作。
- 有大便潴留（粪便在体内不正常地聚集停留）病史。
- 有排便疼痛和费力史。
- 直肠内存在大量粪便团块。
- 巨大的粪便曾阻塞过厕所。伴随症状包括易激惹、食欲下降和（或）早饱。随着大量粪便排出，伴随症状可很快消失。

※ 0~4岁的幼儿，出现以上症状至少2条，达1个月即可确诊。

儿童/青少年功能性便秘罗马Ⅲ诊断标准

- 4岁以上儿童每周排便次数≤2次。
- 每周至少有1次大便失禁。
- 有大量粪便潴留或有与粪便潴留有关病史。
- 有排便疼痛或困难病史。
- 直肠内存在大粪块。
- 粪便体积巨大，曾阻塞马桶。

※ 4岁以上幼儿具备2条以上症状，排除肠易激综合征，症状持续至少1个月且每周至少出现1次即可确诊。

✓ 孩子突然便秘，可以喝健脾润肠粥促进排便

如果孩子不是习惯性便秘，而是突然便秘，有较大可能是实证便秘。

实证便秘的一般症状为病程短、病情轻，大便多干燥坚硬，有的孩子还会腹胀拒按，伴有口苦口臭、不想进食或睡眠不安等症状。

这一类的便秘大多是积滞郁热、燥热内结所致，也就是我们常说的"上火"。因为"上火"的根源在积食，所以饮食要清淡或减量，避免积食加重，还要助消化，清积食。

如果孩子便秘的症状不是很严重，可以给孩子喝点杏仁露饮料或萝卜汁。萝卜汁比较适合有积滞化热型便秘的孩子。

食疗 萝卜汁

配方 胡萝卜50克，白萝卜50克，蜂蜜20克。

做法 将胡萝卜、白萝卜洗净切片加水，开锅15分钟后加入蜂蜜，待晾温后食用。

除了上述办法，我们也可以适当地给孩子推拿。

让孩子不上火、不发炎、发育好

● **按摩调理方法**

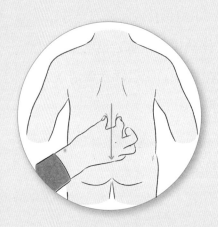

推下七节骨能泻热通便

方法　您可以用食、中两指指腹着力，自孩子的第 4 腰椎至尾椎骨端从上向下做直推。

时间　一次帮孩子推 30 ~ 50 下，力度以孩子舒适为宜。

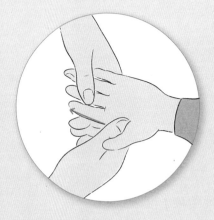

清大肠经能清肠道，导积滞

方法　您可以一只手固定住孩子的食指，用另一只手拇指的指腹，由孩子虎口推向食指的指尖。

时间　一次帮孩子推 30 ~ 50 下，力度以孩子舒适为宜。

CHAPTER 4 让孩子吃得香、睡得好、长得更高

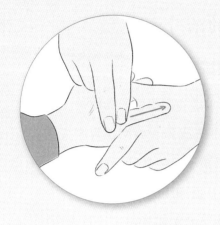

清肺经能疏风解表

方法　将孩子手掌心朝上，您可以用一只手固定住孩子的左手，露出孩子的无名指，用另一只手的食指和中指指腹，沿着孩子的无名指指腹面，从指根推向指尖。

时间　一次帮孩子推 30 ~ 50 下，力度以孩子舒适为宜。

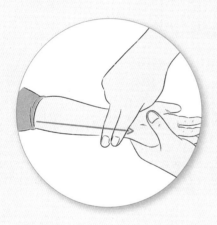

推六腑能清热解毒，退高热，除痰热

方法　您可以用一只手握住孩子左手腕部，以防止孩子乱动，用另一只手的拇指或食、中两个手指的指腹，从孩子尺侧肘横纹推向尺侧腕横纹。

时间　一次帮孩子推 30 ~ 50 下，力度以孩子舒适为宜。

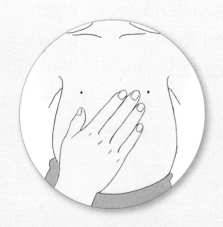

摩腹能消食导滞，通便

方法　让孩子躺在床上，您可以用手掌面呈环形按摩孩子腹部。

时间　一次帮孩子揉 30 ~ 50 下，力度以孩子舒适为宜。

孩子身体虚弱引起便秘的治疗方法

除了上面那种实证引起的便秘外，还有很多孩子是因为身体虚弱引起了虚秘。虚秘多指气虚、阴（血）虚和阳虚引起的便秘。

这类便秘的主要症状为大便艰涩难解或先干后溏，腹胀失气，食欲不振，神疲乏力，面色萎黄。如果孩子反复便秘，或是排羊屎便等，都属于这个类型，治疗则以益气补血润肠为主。

出现这种情况主要是因为现在伤脾阴的东西太多了。很多孩子吃肉、吃零食不加控制，还有家长的不良情绪等，都可能伤害孩子的脾阴。

脾阴虚便秘的孩子到底什么样？

要知道孩子是不是脾阴虚便秘，需注意这几个关键词——羊屎便、反复便秘、前干后软。

什么是羊屎便？羊屎便是那种一粒一粒的感觉，非常干燥。那什么时候会出现这种情况呢？

不知道大家有没有看过节约水资源的广告：太阳很大，暴晒以后，水分蒸发，土壤中水分缺失，土地干裂。对应人体，就是大肠有热，烤干了大便里的水分，这时就会出现羊屎蛋的情况。

还有一种情况会出现羊屎蛋，就是非常寒冷的时候。就像北方的冬天，土地被冻住了，土壤中的水分结冰，也会导致土地板结、干涸，对应人体就是脾胃虚寒。

脾胃虚寒的孩子大便干结,色黄或暗,臭味轻,大便通常几天排一次。

什么是前干后软呢?脾阴虚的孩子肠道蠕动能力减弱,没有力气推动大便,大便经常不易排出,在肠道里水分就会被吸收,而在肠道的时间越长就越干,所以大便会前干后软,甚至会反复便秘。

孩子脾阴虚的同时,常伴有肝旺症状,表现为睡眠少、急躁易怒、多动等症状。给大家推荐几个在家就可以给孩子用的方子。

药方 增液汤

配方 玄参10克,麦冬8克,生地8克。

做法 将上述药材放入锅中,加8杯水,煮至剩下3杯水即可。

药方 加味枳术丸

配方 枳壳6克,炒白术15~20克,沙参6克,山药10克,炙甘草3克,麦冬6克,石斛6克,白扁豆6克,鸡内金6克,陈皮6克。

做法 将上述药材煮水,口服或泡脚。

叮嘱 这个方子不建议家长过多给孩子服用,中病即止。

🍲 香油拌菠菜

配方 香油或芝麻油，菠菜。

做法 菠菜洗净烫熟捞出，用香油或芝麻油拌匀。

🍲 核桃粥

配方 百合10克，玉竹10克，核桃仁10克，大米30克，蜂蜜20克。

做法 将上述食材洗净加水熬煮成粥，调入蜂蜜即可食用。

功效 适合于肠道津液不足的小儿便秘。

吃完饭或者没事的时候，您可以给孩子推拿，有助于孩子排便。

按摩调理方法

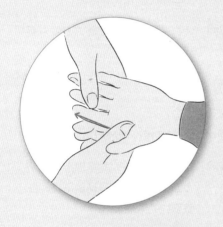

清大肠经能清肠道，导积滞，泻肝火

方法　您可以一只手固定住孩子的食指，用另一只手拇指的指腹，由孩子虎口推向食指的指尖。

时间　一次帮孩子推200下，力度以孩子舒适为宜。

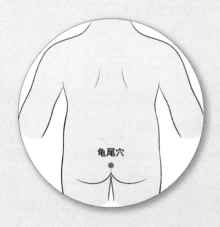

龟尾穴

揉龟尾能通调督脉之经气，调理大肠

方法　龟尾位于臀部的尾椎骨处，操作时可以让孩子俯卧，您可以用手顶住孩子尾骨最下端，往上按揉。

时间　一次帮孩子揉1分钟，力度以孩子舒适为宜。

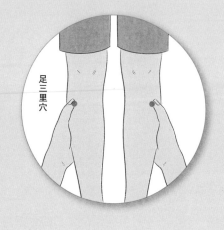

按揉足三里能健脾益气

方法　将孩子的四个手指（2～5指）放在膝盖外边圆形凹陷处，第5指下面就是足三里穴。您可以用一只手固定住孩子的腿部，另一只手用大拇指轻轻按揉。

时间　一次帮孩子揉3分钟，力度以孩子舒适为宜。

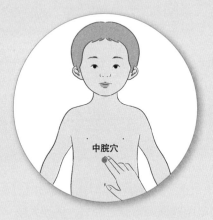

揉中脘健脾和胃，消食和中

方法　您可以用指端或者掌根按揉肚脐上面4寸，即胸骨柄最下端和肚脐连线的中点。

时间　一次帮孩子揉2分钟，力度以孩子舒适为宜。

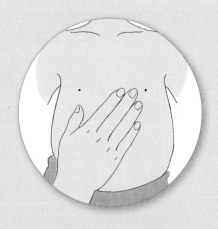

摩腹能消滞健脾

方法　让孩子躺在床上，您可以用手掌面呈环形按摩孩子腹部。

时间　操作3～5分钟，力度以孩子舒适为宜。

6 孩子晚上睡不着，用焦三仙炒鸡内金熬水喝

☑ 孩子晚上不睡觉的原因

很多孩子晚上不睡觉，怎么哄都不行，但孩子处于长身体的阶段，长时间晚睡甚至熬夜会影响身体，作为家长要怎么办呢？

我先给大家分析一下为什么孩子晚上不睡觉，原因大致有以下几点。

第一，不良的入睡方式。

孩子入睡困难往往与家长不正确的抚养方法有关，如抱着孩子等其睡着后再放在床上、和孩子一起睡（陪睡）等，也就是存在明显依恋的关系。

第二，睡眠恐惧。

这个大家或多或少会有共鸣，4~12岁的孩子害怕夜晚，而父母往往不知道。比如，有的孩子害怕"怪兽"之类的东西，认为自己睡着了就会被袭击，因而恐惧睡眠。

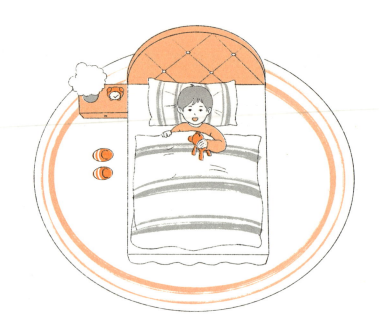

第三,环境因素。

睡眠环境中声音嘈杂、灯光太亮、室内过热过冷、湿度太大、床铺不舒适、房间太拥挤,以及学习压力大等都会影响孩子入睡。

第四,生理因素。

过饥、过饱、身体不适都会引起孩子入睡困难。

第五,睡眠节律紊乱。

孩子上学后,夜晚学习时间太长,原有的睡眠觉醒节律被打乱。

第六,饮食不当。

食用兴奋性食品,如饮茶、喝咖啡、喝汽水、吃巧克力、服用中枢兴奋剂等都会影响入睡,造成睡眠障碍。

您可以对比一下自己童年时睡不着的情况,看看是不是有以上几点原因呢?

✓ 孩子不睡觉，也有可能是不寐

不寐指的是不能正常睡眠，此病多为情绪不好、饮食不节、劳逸失调、久病体虚等因素所致。这里提一点，孩子白天睡多了，晚上不睡觉的情况不属于不寐。

常见的不寐的证型如下。

情志出了问题——肝火扰心证

比如，孩子白天跟小伙伴玩的时候产生了一些小矛盾，或者是上学的时候大家都得到了小红花，而自己没得到，又或者是和家里人晚上一起看电视，看到了一些刺激性比较大的画面，都会导致孩子不寐。

症状为： 不寐多梦，甚则彻夜不眠，急躁易怒，伴有头晕头涨、眼睛发红、耳鸣、口干发苦、食欲不佳、便秘溲赤、舌红苔黄。

这种情况比较适合吃龙胆泻肝丸（片），此方为清热剂，具有清脏腑热、清泻肝胆实火、清利肝经湿热的功效。

积食——痰热扰心证

比如，哪天晚上家长做的饭非常可口，结果孩子暴饮暴食，超过了脾胃的消化能力，导致脾胃受损，生成痰热，阻遏中焦，同时痰热也会上扰，导致胃气失和而不得安寐。

让孩子不上火、不发炎、发育好

症状为：心烦不寐，胸闷脘痞，泛恶嗳气，口苦，头重，目眩，舌偏红，苔黄腻。

这种情况家长可以给孩子喝小儿消积食水。

> **药方 小儿消积食水**
>
> **配方** 焦三仙各6克，炒鸡内金6克。
> **做法** 熬水。

再辅以黄连温胆汤泡脚来祛除痰热。

> **外用 黄连温胆汤**
>
> **配方** 黄连6克，竹茹12克，枳实6克，半夏6克，橘红6克，甘草3克，茯苓10克。
> **做法** 将上述药材熬水，开锅30分钟后滤出药汁，将其分为两份，早晚兑入温水泡脚，每次20分钟，水温适中就行。

孩子生病或受惊后——心肾不交证

这种证型可能会出现在孩子得了一场大病,或是受到惊吓之后。

症状为: 心烦不寐,入睡困难,心悸多梦,伴有头晕耳鸣、腰膝酸软、潮热盗汗、五心烦热、咽干少津、舌红少苔、脉细数。

✅ 孩子学习压力大,睡不着怎么办?

有的家长说:"我家孩子性格挺好的,平时吃饭倒也挺规律,没什么大病大灾,就是学习压力很大,动辄睡得比较晚,就算是在休息日没有作业的情况下,也很难睡个好觉,这可怎么办呢?"

如果您发现孩子单单是因为功课繁多而无法好好睡觉,可以给孩子喝点百合莲子粥。

食疗 百合莲子粥

配方 干百合、莲子(带芯,水中泡发)、冰糖各 30 克,粳米 100 克。

做法 干百合、粳米、莲子一同放入锅中熬煮,快熟时加入冰糖。

功效 清热养阴,润肺安神,适合失眠多梦伴心火旺盛、焦虑烦躁者。

7 孩子睡觉打呼噜远比您想象的复杂

✓ 小儿鼾症的危害您知道吗？

大家可能以为只有成人才会打呼噜，其实儿童或者婴幼儿睡觉的时候也会打呼噜。很多人觉得小孩子打呼噜只是累着了，是睡眠比较香的表现，但实际上如果孩子睡觉老是张口呼吸、打呼噜或趴着睡，那就要警惕了，孩子可能得了小儿鼾症。

小儿鼾症俗称小儿打呼噜，指因气道阻塞导致孩子在睡眠中出现低氧血症，进而有生长发育停滞、心肺功能异常、神经损害、行为异常等表现。

孩子的呼噜声是怎么来的呢？

当孩子的呼吸道长期处于狭窄状态时，他只有张着嘴呼吸才会感到顺畅，但张口呼吸会震动咽腔的悬雍垂，于是随着一呼一吸就出现了呼噜声。

儿童打呼噜，表现为睡眠时打鼾、呼吸暂停或低通气，使患儿经常处于慢性缺氧状态，导致白天嗜睡，精神萎靡，记忆力及学习成绩下降，直接影响其体格和智力发育。小儿鼾症已经成为威胁孩子健康的常见疾病，其主要危害有以下几个方面。

生长缓慢

睡眠时打鼾憋气造成孩子夜间缺氧，会直接损害身体健康，影响睡眠质量；还会减少夜间生长激素的释放，影响孩子的骨骼发育。

智力发育落后

夜间缺氧导致大脑供氧不足，影响孩子的智力发育。

面容发育不良

孩子长期张口呼吸，容易影响面容发育，会导致上唇短厚翘起、鼻孔朝天、牙齿排列不齐、表情呆滞的腺样体面容。

引发中耳炎、鼻窦炎

长期打鼾易导致中耳、鼻窦引流不畅，引发中耳炎、鼻窦炎。经常发炎的扁桃体也有可能使周围组织牵连受累，引发中耳炎、鼻窦炎、支气管炎等。

引发肾炎、关节炎、风湿性心脏病

部分孩子的扁桃体经常发炎，会诱发一些特殊的免疫机制，导致肾炎、关节炎、风湿性心脏病等疾病的发生。

☑ 怎么知道孩子是否得了小儿鼾症呢？

孩子打鼾，您越早重视，越早干预越好。一般来说，小儿鼾症会出现以下症状。

小儿鼾症症状

① 打鼾、张口呼吸、睡眠不宁或憋气，并出现白天嗜睡或学习时注意力不集中，学习成绩下降。

② 扁桃体肥大≥2度，咽腔狭小。

③ 腺样体肥大，鼻咽腔比率（A/N）≥0.65。

※ 符合①②或①③即可诊断为小儿鼾症。

对于第一点，家长很容易就能观察到。而第二点，如果您在不借助工具的情况下能直接观察到孩子的扁桃体，那就是2度及以上肥大了。一般来说，张口呼吸是腺样体肥大最显著的特征。如果孩子莫名出现持续性张口呼吸，没有呼吸道感染和任何过敏症状，就可以初步判定为腺样体肥大了。

还可以用纸巾判断法：当孩子睡着的时候，您可以撕一条餐巾纸（或棉絮），分别放到孩子的嘴巴和鼻子前面，看看小纸条的飘动情况。如果嘴巴前飘动厉害，是口呼吸；如果鼻孔前飘动厉害，则是鼻腔呼吸。

需要注意的是，这些只是在家进行初步诊断，如果想得到一个确切的结果，还是建议您带孩子去医院进行专业检查。

孩子得了鼾症怎么调理？

打呼噜就是气行不畅。气的作用是推动血行，将营养物质输送到全身。一旦气行不畅了，血就不能畅行，时间一久，体内就会有瘀，所以就会出现腺样体肥大、扁桃体肿大，进而堵塞气道的情况。而气行不畅的主要原因，就是积滞和痰湿。脾肺气虚则是产生积滞和痰湿的主要原因。

因此在治疗方面，一般以益气健脾、化痰散结为主要思路。给大家推荐一个外用的漱口方。

> **外用** **小儿漱口方**
>
> **配方** 白芷3克，独活3克，辛夷3克，荆芥3克，金银花6克，连翘6克，蒲公英6克，地丁6克，桔梗6克，陈皮6克，射干6克，甘草3克。
>
> **做法** 将上述药材用凉水先泡20分钟，然后大火开锅，小火煎熬10分钟即可，煮好后用热气给孩子熏鼻子。然后倒出三碗放温，让孩子频频漱口，夏天尽量每天用一服。还可以将药液滴一点到孩子的鼻子里，每天滴两次就可以（如果孩子比较闹，不喜欢滴鼻子，那就不必滴了）。
>
> **叮嘱** 这个方子中的药物不会进入孩子体内，所以可以长期使用，不用担心会伤到孩子的脾胃。另外，这个漱口方是5岁以上孩子的量，5岁以下的孩子应减半。

对于睡觉打呼噜的孩子，在生活中有哪些注意事项呢？

第一，避免积食，减少孩子生病的机会。

现在生活条件好了，绝大多数孩子不存在营养不良的问题，脾胃受伤的主要原因就是吃太多了，长期积食所致。

大多数孩子是脾气虚，脾胃虚弱则无力生化气血，对身体五脏都会有影响。

第二，合理饮食，纠正不好的喂养习惯。

喂养并不是一味地给孩子补，调整饮食更重要。

除了先天因素，基本上是家长长期错误的喂养方法才导致孩子痰湿和积滞严重。想改善孩子的情况，就要纠正一些不好的喂养习惯。

很多家长担心孩子营养不够，给孩子吃了太多鱼、肉、蛋等难消化的食物。其实，孩子的饮食不需要太复杂，更要避免吃太多寒凉、难消化的食物。

第三，可以在平时让孩子多喝陈皮水。

> **食疗** 陈皮水
>
> **配方** 陈皮 1~2 克。
>
> **做法** 加水煮。
>
> **叮嘱** 每周 1~2 次就可以了，不要天天喝。

5
CHAPTER

孩子有皮肤病又痒又痛又难看，妈妈怎么办？

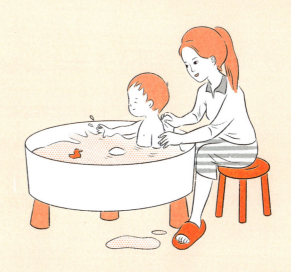

1 孩子长了"四弯风"（湿疹）如何治？

我曾写过一篇文章，讲亲人之间的相互影响。一个人的情绪不佳，会引起其他家庭成员的身体疾病。我举的例子里讲了一种皮肤问题——"四弯风"，结果数位网友留言，问此病如何调理。

四弯风就是我们常说的湿疹，得这种病的人多见于孩子（成人也有）。为何叫四弯风呢？原因是其皮损的位置大多在肢体弯曲的地方，比如手腕、肘部、脚踝、膝部、臀部等，典型的是在两个上肢和两个下肢的弯曲处，所以叫四弯风。

✅ 四弯风（湿疹）是什么引起的呢？

一般认为，血热生风，有湿热之毒蕴积于身体，所以导致皮肤出现湿疹。传统的治疗方法是凉血解毒，疏风散邪。

对于传统的治疗方法，我不予评价，或许有的有效，有的效果不佳。我倒是观察到，找我咨询的这些朋友，他们身体的问题好像另有玄机。

最早的时候，我观察到这些朋友的舌形，多数是尖尖的，就是我描述的肝气不舒的舌形，这让我把情绪不佳和他们的皮肤问题联系了起来。我开始寻找他们情绪方面的问题，结果发现，肝气不舒的指征，在有皮肤问题的患者中广泛存在。

为什么肝气不舒会成为皮肤问题的导火索？

中医认为，肺主皮毛。而肝气不舒、肝火炽盛，会导致肝火侵犯肺金（木火刑金）。用现在的语言来说，就是情绪系统的失调，会引起呼吸系统的改变。而中医的肺主皮毛理论让我们知道，皮肤问题很大可能是由肝气不舒引起的。

✓ 为何湿疹偏偏出现在关节处呢？

中医认为肝主筋，而这个筋最多出现在骨与骨连接的位置，所以有些肝之病会在关节处反映出来。

因此，无论是临床症状，还是理论分析，都可以确定肝气不舒与湿疹相关。

中医是门非常有趣的学问，如果您没有深厚的中医理论，单靠经验和验方，可能取效一时，但是无法应付变幻莫测的疾病状态，古代中医之所以有生命力，完全是因为有一个系统的理论在那里。

让孩子不上火、不发炎、发育好

✅ 孩子得了湿疹，怎么治才会又快又好？

给大家举个例子，是我的一位朋友，他找到我后，告诉了我他孩子的病情。我看到他发的信息和孩子照片以后，觉得孩子太可怜了。家长叙述孩子的大致病情如下。

"孩子2岁2个月，正在停用母乳期，已经患病好久了，每天晚上抓挠得厉害，夜里12点到凌晨3点最厉害，必定会挠出血或出水。吃了北京某医院清热解毒的中药，结果睡觉更加不好，翻来滚去。孩子脾气大，容易急躁，容易激动和疲劳，下眼袋发青。2016年年初喝了另一种中药，之后开始有蛀牙，现在门牙已经断了，口水特别多……"

其实，家长叙述的病情很多，我只是节录了一部分，从他的叙述中可以看出，孩子的问题多出在肝经，比如夜里12点到凌晨3点挠得厉害，这个时候是肝胆经当令，说明问题就在这里。同时孩子

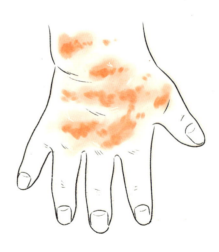

CHAPTER 5　孩子有皮肤病又痒又痛又难看，妈妈怎么办？

脾气急躁，这也是肝气不舒所导致的。

一开始，我看到这个 2 岁孩子的情况后，就用微信语音对家长讲了情绪问题对孩子身体的影响。我觉得孩子的正气不足，所以首先要扶助正气，于是就用了三个方面的思路来帮他调理——消食导滞、滋养肝阴、补益脾胃。

这是做先头工作，中医称为"开路方"。

之后，家长的反馈是："孩子手腕、脚踝浮肿减轻，挠痒减少，结痂面积缩小，晚上睡觉时比以前挠得轻点儿了，口水减少。"

接着，孩子感冒了一次，我觉得这是正气充足，身体开始有所反应，要排出邪气的表现。所以我让家长按常规给孩子治疗感冒，用小儿柴桂退热口服液帮他排邪外出即可。在孩子感冒痊愈后，我给他开了疏肝理气的方子用来泡脚。如果大一些的孩子能接受喝中药，也可以直接给孩子喝。

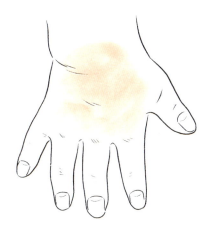

药方 方法一：消食导滞方

配方 生麦芽6克，焦三仙各6克，炒鸡内金6克，炒莱菔子3克，白芍6克，山萸肉6克，桂枝3克，白术6克，茯苓6克，怀山药6克，炒薏米6克，炙甘草6克。

做法 熬水，倒入5杯水，大火开锅后熬成3杯水即可。

叮嘱 ①方子里除了白芍，几乎都是食品级的，可以泡脚，也可以代茶饮，根据孩子的接受程度让其饮用即可。

②给孩子泡脚的水是温热的就可以，时间不用太长。

药方 方法二：滋养肝阴方

配方 柴胡6克，黄芩6克，党参6克，焦三仙6克，炒鸡内金6克，陈皮6克，法半夏3克，竹茹3克，枳壳3克，白芍6克，白术6克，茯苓9克，怀山药6克，炒薏米6克，连翘6克，炙甘草6克。

做法 将上述药材一起煮水，大火开锅后，待水温适宜，给孩子泡脚即可。

本来我开这个方子的时候说，也可以给孩子喝一点儿，但是孩子不想喝，所以就都用来泡脚了。

孩子得了湿疹，也可以用黑豆馏油外涂患处。黑豆馏油在网上可以买到。同时，您还可以让孩子喝三豆乌梅白糖汤。

> **食疗 方法三：三豆乌梅白糖汤**
>
> **配方** 黑豆、绿豆、黄豆各1把，乌梅3~5颗，白糖2勺。
>
> **做法** 将豆子洗净（黄豆要提前泡一晚），和乌梅一起放进水里，加入白糖，大火开锅，然后小火熬2小时以上。当豆子熬成沙状后，就可以给孩子当饮料喝了，口感酸甜，很好喝。
>
> **用法** 每日2次，早晚温热服用。

✓ 2岁的孩子也会受到家长焦虑情绪的影响

我观察到如果父母两人都是紧张型的性格，工作压力巨大，或者家里环境复杂，孩子父母本身就肝气不舒，那么家里孩子身体出现问题的概率就大一些。

像前面那个2岁的孩子,这么小,哪里有那么复杂的外来患病因素呢?

根据推理就可以知道大部分患病原因是来自父母,其中更多是父母长期情绪不佳所致。这里面有遗传和母乳喂养两方面的因素,此外还有一种我们看不到的"气场"因素也是不容小觑的。

后来孩子的父亲问我,他自己的皮肤问题怎么办?

我一看照片,他也是典型的情绪不佳(肝气不舒)引起的皮肤问题。我一问才发现,他的压力很大,也需要调整。这是多么典型的例子。

其实,如果父亲能同时和孩子一起服药调理,效果会更好。于是,我也给他介绍了疏肝理气的方子。

对于这种情况,我一般会让患者全家开会,问他们是否希望孩子的病彻底改善,如果有决心,则必须达成共识,大家都改变心态,放下包袱,不再每日紧锁眉头,积极阳光,才能更好地给孩子提供恢复身心健康的环境。

经过一个多月的调理,这个孩子的身体日渐向好。家长反映孩子的睡眠状态好了很多,不再哭闹。现在皮肤已经改善了很多,和以前的照片相比,基本可以看到皮肤原来的状态了。但是,在孩子的父亲发来最后这张照片后,他突然问我:"罗老师,孩子手上的粗糙皮肤要多久才能恢复到正常状态?"

CHAPTER 5　孩子有皮肤病又痒又痛又难看，妈妈怎么办？

当时我心里"咯噔"了一下，为什么呢？因为这说明这位父亲的焦虑依旧存在。

其实，看到了向好的变化，说明调理的方向对了。此时，我们要相信孩子的身体，相信大自然的力量。

调心之路是很漫长的，如果我们能够意识到这个问题，淡化对疾病的焦虑，那么对疾病的恢复、对孩子的成长非常有好处。

需要注意的是，我只是给大家提供一个调理思路，在具体应用时，您可以请附近的中医帮助开方子调理，毕竟这不是养生的问题，而是具体的疾病，每个人的情况不同，方子需要有所加减。

2 小妙招，轻松解决孩子痱子困扰

✓ 痱子是孩子遇到暑热和湿毒，进而诱发的皮肤问题

每到夏天，很多家长会很困扰，家里的孩子不知道怎么就又长痱子了。长痱子的部位大多在脖子、屁屁、背部、腋下等皮肤褶皱的地方，有的孩子觉得又痒又痛，喜欢抓挠，往往使情况变得更严重，甚至出现感染。

很多家长会给孩子擦爽身粉，但效果不佳，最后孩子哭闹不止，家长也不知道该怎么办。

痱子是夏季或炎热环境下常见的表浅性、炎症性皮肤病。因为在高温闷热的环境下，孩子体内大量的汗液不易蒸发，汗液潴留在皮肤就会形成丘疹、水疱或脓疱。

中医认为，孩子起痱子是因为体内有湿，是其遇到暑热和湿毒进而诱发的皮肤问题。通常，天气热时毛孔会开放，但是暑湿在孩

CHAPTER 5 孩子有皮肤病又痒又痛又难看，妈妈怎么办？

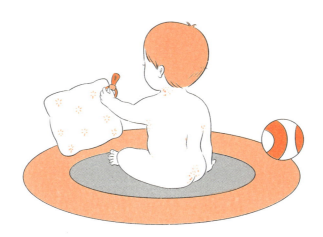

子体内瘀积，反而会让腠理闭塞。湿气和暑热相搏，湿热和汗液排泄不出，就会爆发疹子，通过皮肤发泄出来。所以，就算一天洗好几次澡，有的孩子还是会出痱子。

✓ 痱子的种类分四种

第一种是白痱子，医学上的名字叫"晶体痱"，表现为小米粒大小、细小透明的水疱，较容易消失，消失后会遗留一些糠皮状的鳞屑。这种痱子发生在皮肤的最浅层。

第二种是红痱子，是最常见的一种，表现为皮肤表面红色的小疙瘩，有时候是一大片。孩子起了红痱子，会感觉又痛又痒。

第三种是脓痱子，表现为红痱子的表面化脓，皮肤会出现很多脓点。这种痱子可以变成疖子，严重的还会引起败血症或者肾炎。

第四种是隐藏在皮肤深处，呈皮肤颜色的水疱，不出汗的时候不明显。这种水疱虽然看着不明显，危害却最大。它可以造成很多汗腺的衰退，使孩子全身出汗量减少，会有疲倦无力、食欲减退、发热等全身症状。

如何分辨痱子和湿疹？

有不少家长把湿疹和痱子搞混了。如果对这两者分辨不清，任您用仙丹妙药，也无能为力。

湿疹

湿疹的症状是大片红斑、疙瘩、起疱，表面会有脱屑、小裂口或渗水的情况，瘙痒难忍。出疹速度较痱子相对慢一些。孩子的湿疹多见于头皮、面部、耳郭。

痱子

痱子则由很多小红点组成，摸上去会有轻微扎手的感觉。出疹速度会更快一些，在十几分钟甚至一两小时内，就可能出现大面积的痱子。孩子起痱子多见于皮肤褶皱处，如颈部、腹股沟和腋窝等。

CHAPTER 5　孩子有皮肤病又痒又痛又难看，妈妈怎么办?

✓ 怎么治疗痱子？

有的人说，痱子是由汗液潴留、外渗导致的，那给孩子用爽身粉是不是再适合不过了？更何况小时候我们用的也是爽身粉。其实这里是有误会的，爽身粉和痱子粉是有区别的。

痱子粉有散风祛湿、清凉止痒的作用，专门用于治疗汗疹、痱子和湿疮的痛痒。但也不建议涂得全身都是，可能会影响孩子的呼吸，建议少量涂在皮肤褶皱处。

爽身粉的作用是保持干燥，但它容易吸汗，吸汗后会形成结块，阻塞汗腺，所以用爽身粉时，要时刻注意孩子身上的粉是不是有结块，尤其是腋窝等部位。如果有的话，建议清除掉后再次涂抹，以免出现问题，这样反复几次就会很快恢复。

除此之外，我再给大家推荐一些外用方和药食同源方。

外用　荷叶水洗澡

配方　新鲜荷叶 1 片。

做法　用清水煮荷叶 10 分钟左右，把荷叶水兑入温水中给孩子洗澡。

外用 马齿苋水清洗患处

配方 马齿苋 15 克。

做法 马齿苋加水 250 毫升，煎开后再文火煎 10 分钟，放凉后给孩子清洗患处，早晚各一次。

功效 此方可以加速消退痱子。

食疗 清暑益气汤

配方 鲜冬瓜（带皮），西瓜翠衣（西瓜皮），绿豆。

做法 将以上材料炖汤给孩子服用。

功效 此方具有清暑益气的作用。

食疗 清热消暑饮

配方 绿豆 30 克，冬瓜 60 克，海带 15 克，白糖少许。

做法 将以上材料熬成汤给孩子服用，共服 3~5 天。

功效 此方具有清热解毒、祛湿消暑的作用。

> **食疗 喝金银花露**
>
> **做法** 从药店购买金银花露即可。5岁以上的孩子，一般一天可以喝一瓶（大约300毫升），但要分成几次服用。
>
> **功效** 金银花既能宣散风热，还善清解血毒。用于各种热性病，如身热、发疹、发斑、热毒疮痈、咽喉肿痛等证，均效果显著。当小朋友在夏天出现了暑热导致的皮肤问题（局部是红色的，很痒的那种，并且伴有尿黄、情绪暴躁、大便干、舌红等症状），就可以试试喝金银花露。

喝金银花露的效果可能不如单纯喝金银花煮水，但是在治疗这种皮肤疾病时，却是更加有效的。

怎么帮孩子迅速止痒？

虽然以上方法很好用，但从用上到有效果还是需要一段时间的。那么，当孩子特别痒或者把痱子抓破了以后该怎么办？

首先要解决痒的问题，此时，家长可以适当使用炉甘石洗剂。很多人有疑惑：炉甘石洗剂不是治疗蚊虫叮咬的吗？其实，炉甘石洗剂最大的作用是止痒。

炉甘石洗剂能够收敛、保护皮肤，而且它性平味甘，归胃经，能解毒明目退翳，收湿止痒敛疮。

如果孩子把身上发痒处抓破了，要先抗感染、消毒，然后可以用莫匹罗星软膏或者红霉素软膏来涂擦，这样效果比较好。

您在帮孩子治疗痱子期间，要注意以下几个原则。

● 治疗痱子的原则

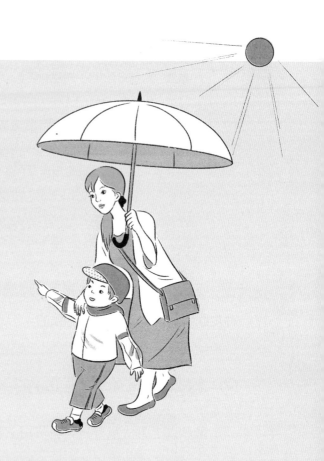

凉爽

孩子出门,要注意防晒。在家里如果热,可以开空调。虽然我们总是强调空调对孩子不好,吹了后又是伤身又是脾胃虚寒的,但此时孩子体内有暑湿了,就别憋着了,只要不抱着孩子在空调底下猛吹就行。一般来说,空调温度调到 26 度左右,让孩子不出汗即可。只要温度适宜,一般 2～3 天痱子就消失了。

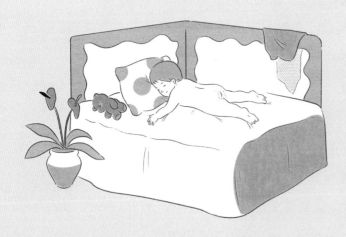

除湿

孩子的脖子、屁股等痱子多的部位,可以多晾晾,比如让孩子多趴着,更换纸尿裤时多晾一会儿屁股。还要注意给他勤换衣服。

CHAPTER 5　孩子有皮肤病又痒又痛又难看，妈妈怎么办？

清洁

帮孩子勤洗澡是最有效的清洁方法，水温不要太高，跟孩子身体的温度差不多就行。洗澡时可以稍微搓一搓，把堵住汗腺的角质层搓掉，这样汗腺就畅通了，有利于痱子好转，但注意不能用力搓，避免更加刺激皮肤。皮肤皱褶处要扒开好好洗洗，尤其是肉多的孩子。

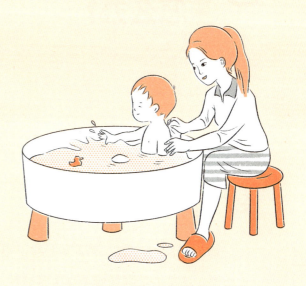

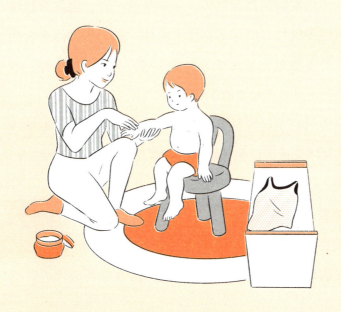

透气

最好给孩子穿棉质、透气的衣服。出痱子期间，尽量避免使用质地厚重的保湿霜等霜类产品。

213

3 孩子起了汗疱疹怎么办？

✓ 汗疱疹的表现有哪些？

很多家长问过我，孩子手上起了很多小白水疱，特别痒，抓破了还疼，这是不是脚气或是真菌感染什么的，到底怎么办才好？

其实，这种小白水疱叫作汗疱疹，是湿疹的一种，也称为急性掌跖湿疹、汗疱性手湿疹、出汗不良性手湿疹、急性复发性水疱性手部皮炎等（这些名称都是描述性的诊断名词，本质上都一样，不同的医生诊断时会使用不同的名称）。

通常，汗疱疹只在手足等位置发作，大多发作于手指、手掌或足底，也会合并身体其他部位的其他类型的湿疹。但无论怎么结合，瘙痒、水疱、脱皮是汗疱疹的三个典型症状。

汗疱疹最初表现为手足的瘙痒、灼热、刺痛感，逐渐在手掌、手指侧面、足底会出现米粒大小的水疱。由于水疱通常位置较深，而手掌和足底皮肤较厚，该部位早期的水疱只有在触摸时才可以感觉到像卵石样隆起。

叮嘱

① 如果水疱破裂、出现渗液，容易继发细菌感染，引起红肿、疼痛、脓疱等。

② 水疱吸收后会出现脱皮、红斑、干燥、开裂。

③ 汗疱疹也有可能累及指甲和甲周的皮肤，引起甲沟炎。

☑ 怎么区分孩子得的是不是汗疱疹？

汗疱疹和足癣的区别

汗疱疹并不是足癣，足癣是脚气的别称。西医认为，汗疱疹是一种过敏性疾病，不是由病原体引起的，因此也就不传染，所以哺乳期的妈妈不用担心会传染给宝宝。

另外，手足癣一般发生在单侧手足，两侧分布不对称，而汗疱疹多数呈两侧手足对称分布。不过，有时汗疱疹和手足癣会同时发生，甚至会有手足癣诱发汗疱疹的情况（癣菌疹）。此时，领孩子去医院做一个真菌检测还是有必要的。

汗疱疹和湿疹的区别

虽然汗疱疹是湿疹的一种，不过它和普通湿疹还是有区别的。湿疹是肌肤性炎症，而汗疱疹属于水疱性炎症，喜欢在出汗多的部位生长，比如手足部，常呈对称分布的小水疱，表现为针头大小，伴有剧烈瘙痒。

得汗疱疹的原因是什么？

脾虚的孩子容易得汗疱疹

很多家长都知道"小儿脾常不足"，孩子生下来后脾胃还没有发育完全，而脾虚的问题在夏季尤为明显。夏季多雨，大自然湿度较高，一旦孩子受了寒或吃了寒凉的食物却没有及时驱寒，就会伤害脾阳；吃煎炸、油腻食物等也会使体内湿热蓄积，从而损伤脾胃。

脾运化失常，湿热容易聚积在体内，孩子防御外邪的功能会减弱，此时如果再受到暑湿的侵扰，内外邪气结合，湿邪不能通过正常渠道排泄出来，就只能熏蒸肌肤，循经络流窜到手掌，表现出来就是汗疱疹了。

心气不足的孩子容易得汗疱疹

还有一点是"诸痛痒疮皆属于心"，汗为心之液，夏天炎热，出汗多，如果同时具有这三种症状——"痛、痒、疮"，就容易伤及心气。比如汗疱疹通常会奇痒无比，但如果抓破了又特别痛，这就是"痛、痒、疮"。

而心又主血脉，血脉一旦不足，营养就跟不上，皮肤失去营养就容易痛痒生疮。

✓ 帮孩子调理汗疱疹的几种方法

无论是大人还是小孩子,一旦出现汗疱疹,总是想把水疱戳破。大家一定要注意,这种做法不可取,只会加重皮损,使皮肤痒上加痛,甚至可能引发细菌感染,出现一系列并发症,导致病情更严重。

很多人会选择给孩子涂抹激素类药膏,虽然能够暂时止痒,但长期外用会引起皮肤萎缩、毛细血管扩张等不良反应,过后也容易复发。

我给大家推荐以下几种方法。

外用法1:用苦参汤浸泡患处

外用 苦参汤

配方 苦参30克,蛇床子15克,白鲜皮15克,黄柏10克,百步10克,野菊10克,威灵仙10克,川椒3克。

做法 上述药材加2500毫升水煎取汁,浸泡患处,每次30分钟,一天两次。治疗期间忌用肥皂、洗衣粉等碱性物质,15天为一个疗程。

外用法2：用炉甘石洗剂止痒

如果孩子特别痒的话，可以用炉甘石洗剂。炉甘石洗剂能起到收敛、保护的作用。炉甘石性平味甘，归胃经，具有解毒明目退翳、收湿止痒敛疮的功效。炉甘石洗剂最大的作用其实是止痒。

外擦的方子主要是缓解表证，想要去根还得从内调理。

其实，汗疱疹的发病原因通常以脾胃失常导致湿气过重为主，所以长了汗疱疹的孩子饮食要坚持两个原则。

第一，少吃伤脾胃的食物，适当吃祛湿的食物。

第二，寒凉、辛辣、刺激、肥腻等这类食物，建议少吃。对脾胃不好的孩子来说，吃这些食物会给脾胃运化增加负担。

下面，我给大家推荐两个能调理汗疱疹的药膳。

食疗 四神排骨汤

配方 排骨600克，薏苡仁75克，莲子75克，芡实75克，茯苓3片，山药10片，精盐1小匙，米酒1大匙。

做法 薏苡仁洗净泡水3小时，捞出沥干水分；莲子、芡实、茯苓及山药洗净后沥干水分；排骨洗净，放入滚水中烫去血水，捞出后沥干水分。将所有材料放入锅中，倒入约1500毫升清水，大火煮滚后转小火煮至食材熟烂，加入精盐、米酒后再继续煮3分钟。

CHAPTER 5　孩子有皮肤病又痒又痛又难看，妈妈怎么办？

食疗 薏米扁豆粥

配方 薏苡仁30克，炒扁豆15克，山楂15克。

做法 薏苡仁先用热锅炒一下，再与炒扁豆、山楂一起放入锅内加水煮粥，待粥煮成后加入红糖调味即可。

功效 这个粥能够健脾、清暑、利湿，大人孩子都能喝。

叮嘱

① 平时让孩子尽量使用温水洗手，避免大量使用肥皂、香皂等。对于孩子来说，洗手洗脚后，手足部要彻底干燥，可以适当使用润肤剂、保湿霜、护手霜，甚至凡士林等。

② 孩子的鞋子应保持干燥和透气，尽量避免穿塑料鞋或橡胶鞋。另外，如果孩子的脚汗比较多，可以试试吸汗鞋垫（或干燥性能极佳的鞋垫），还可以多准备几双鞋子替换来穿。

4 小手一直挠，孩子皮肤干燥瘙痒怎么办？

✓ 孩子皮肤干燥，分为三种情况

当天气冷且干燥的时候，很多人早上起来会感觉有些口干、咽干。但小孩子就不一样了，有些家长给我留言说，孩子的小腿和胳膊上起了很多皮屑，尤其是晚上洗完澡后，孩子觉得特别痒，总是用手抓，一抓就红了，还破皮，涂润肤露的效果也不明显，现在已经不知如何是好了。

一些家长觉得，孩子皮肤干痒就是缺水了，喝点水就好了嘛！

但有时候这个法子不太管用，因为像这种情况还是需要辨证的。

关于孩子皮肤干燥，大致可以分为三种情况：燥邪犯肺、血虚生风、津液缺失。

CHAPTER 5 孩子有皮肤病又痒又痛又难看,妈妈怎么办?

第一种:燥邪犯肺引起的皮肤干燥

在《素问玄机原病式》中,刘完素将病机填补了一条:"诸涩枯涸,干劲皴揭,皆属于燥。"意思是燥邪伤人,会造成皮肤干枯粗糙,皮屑脱落,而这里伤的主要是"肺"。

肺主皮毛,能将吃进去的水谷精微和津液外输于皮毛,濡养、滋润我们的皮肤。而燥邪易伤津液,孩子的脏腑娇嫩,本就肺不足,肺又与外界空气相通,所以容易出现燥邪伤肺的症状。

如果孩子的肺气、肺津亏虚,皮肤就会失养,进而出现皮肤干燥、没有光泽、口唇燥裂等情况。除了干燥以外,被燥邪伤到肺的孩子还会有干咳无痰、痰少黏稠、发热恶寒、头身痛等症状。

如果您发现自己的孩子有燥邪犯肺的症状,此时最需要的就是润燥补肺。

《滇南本草》中记载,多服莲藕可润肠肺,生津液。所以吃莲藕是个不错的选择,孩子如果总是口干、口渴、皮肤干燥,就非常适合吃点藕。可以用藕来煲汤,喝藕汤既能生津润燥,也比较好消化,不会对孩子的脾胃造成负担。

此外,我再给大家推荐一道食疗方——紫薯银耳百合羹。

> **食疗 紫薯银耳百合羹**
>
> **配方** 小朵银耳 200 克，紫薯 20 克，干百合、冰糖适量。
>
> **做法** 银耳和干百合洗净，提前泡几小时；泡开的银耳撕成小朵，紫薯去皮，切成丁。将银耳放在锅中大火煮开，改小火炖 30 分钟；放入紫薯、百合与冰糖，继续小火炖 15 分钟，汤羹黏稠即可关火。
>
> **功效** 这个食疗方既可以润燥，还可以通便，不管成年人还是小孩子都可以试试。

第二种：血虚生风引起的皮肤干燥

血虚生风指的是孩子的肝血亏虚，血不养筋了，就会出现眩晕、肢体震颤、麻木、拘急（四肢拘挛难以屈伸）、瞤动（肌肉䐃动）、瘙痒等症状。

当然，不是说这些症状孩子全有，也可能只有其中一两种，但血虚是一定会出现的，因为这是根源。

很多大人不觉得孩子会血虚，小孩子怎么会血虚呢？那么，我们怎么判断孩子是否血虚呢？

血虚的常见表现与贫血多有类似，如面色萎黄、乏力、头晕、心悸、目眩、耳鸣等，另外还会表现为皮肤干燥脱屑瘙痒、头发干枯、大便干结等。

您除了要掌握孩子血虚的症状之外，也要知道孩子为什么会血虚，这样从根本上调理起来会容易许多。

血虚的原因

①**久视伤血**。长时间视物会损伤血。中医认为"肝开窍于目"，眼睛的好坏依赖于肝之藏血，因此，尽量避免长时间看书、看电脑。

②**饮食不节**。暴饮暴食、饥饱不调、嗜食偏食、营养不良等，均可导致脾胃损伤，不能化生水谷精微，气血来源不足而导致血虚。

③**情绪问题**。孩子情志不畅会导致肝血缺失，而思虑过度、压力过大会导致孩子心血不足，所以平时一定要注意孩子的情绪问题。

如何帮孩子缓解这种血虚引起的瘙痒呢？

应该用养血祛风的思路。您可以用一些专门适合小孩子的补血剂，例如小儿生血糖浆、健脾生血颗粒等。

此外，我给大家推荐一个方子——四物汤。四物汤是一道传统药膳，以当归、川芎、白芍、熟地黄四味药材为主要原料熬制而成，是中医补血、养血的经典药膳。

> **药方** **四物汤**
>
> **配方** 当归6克,川芎6克,白芍6克,熟地黄6克。
>
> **做法** 将上述药材熬水后给孩子喝即可。
>
> **叮嘱** ①这是5岁以上孩子的用量。
>
> ②家长最好带孩子请附近的中医帮忙加减后使用。

另外,食疗方面可以多选用一些肝脏类食物,例如鸡肝芝麻粥。

> **食疗** **鸡肝芝麻粥**
>
> **配方** 鸡肝15克,鸡架汤15克,大米100克,酱油、熟芝麻各少许。
>
> **做法** 将鸡肝放入水中煮,除去血污再换水煮10分钟后捞起,放入碗内研碎。将鸡架汤放入锅内,加入研碎的鸡肝,煮成糊状。大米煮成粥后,将鸡肝糊加入,再放少许酱油和熟芝麻,搅匀即成。

第三种：津液缺失引起的皮肤瘙痒

人体缺少津液不仅仅是体内缺水口渴那么简单，而是人身体转化的机制出了问题，就像很多人一喝水总是上厕所，这就说明身体某些部位有情况了，如果还是一如既往地靠喝水来补充津液，恐怕到时候光排尿就会排得阳虚了。

体内津液缺失的人，表现为咽干唇焦而口渴、皮肤干燥瘙痒、毛发枯槁、汗少或无汗、小便短少、大便秘结。

如果体内的津液大量耗伤，导致津血不能荣养筋脉，则会出现抽筋、眼皮跳动等情况。

针对这种情况，家长可以给孩子喝点乌梅白糖汤。小孩子比较喜欢喝饮料，这道汤喝起来酸酸甜甜的，孩子很容易接受。

食疗 乌梅白糖汤

配方 乌梅 5 颗，白糖 2 勺。

做法 熬水，把乌梅熬烂，放温即可，可让孩子当作饮料来喝。

让孩子不上火、不发炎、发育好

其实这个方子,就是我们平时喝的乌梅汤,之所以有效是因为中医有个理论,叫"酸甘化阴",而这个乌梅白糖汤,正好是酸甘在一起,所以自然可以滋生阴津,让孩子的津液得以补充。

除了给孩子喝乌梅白糖汤之外,天门冬粥也是不错的选择。

> **食疗 天门冬粥**
>
> **配方** 天门冬 20 克,粳米 100 克,冰糖适量。
>
> **做法** 将天门冬捣碎,放入砂锅内,加水煎取浓汁,去渣;将米洗净,连同煎汁一起放入砂锅内,加适量水,大火煮沸,改为小火煮约 30 分钟成粥,用糖调味即成。
>
> **功效** 天门冬可以滋阴润肺、生津止渴,与粳米共煮粥,具有补中益气、益皮肤、悦颜色的作用。

很多家长发现,自己的孩子平时非常健康,根本没有任何问题,但一到冬天就出现皮肤干燥瘙痒。要解决这种情况,就要从生活习惯方面入手了。

CHAPTER 5　孩子有皮肤病又痒又痛又难看，妈妈怎么办?

其实孩子的皮肤是很娇嫩的，如果不好好呵护是会出问题的。

我给大家几点建议

①相比淋浴，最好选择泡澡，但洗澡时间应该限制在 10 ～ 15 分钟。

另外，水千万不要太热，因为热水会使皮肤更加干燥，并且会增加皮肤的敏感性，增加孩子抓挠的欲望。

②还有很多家长喜欢用一些泡泡浴或香皂之类的东西，但这些东西会去除孩子身上的天然油脂，也会导致皮肤更加干燥。

洗完澡之后，应该用柔软的毛巾轻轻按压掉孩子身上的水珠，而不是擦拭，使劲擦拭会导致孩子的皮肤失去更多油脂。

③最后，在家里可以适当给孩子用加湿器，也能在一定程度上避免皮肤干燥。